中医药临床循证丛书（第一辑）

失眠

主编

李　艳（广东省中医院）

薛长利（Charlie Changli Xue, 澳大利亚皇家墨尔本理工大学）

副主编

倪小佳（广东省中医院）

Johannha Linda Shergis（澳大利亚皇家墨尔本理工大学）

编委

广东省中医院（以姓氏笔画为序）

卢传坚

杨玲玲

郭新峰

澳大利亚皇家墨尔本理工大学

张　林（Anthony Lin Zhang）

Shefton Parker

Yuan Ming Di

临床专家指导小组（以姓氏笔画为序）

吴伟康（中山大学）

黄　泳（南方医科大学）

Melinda Jackson（澳大利亚皇家墨尔本理工大学）

Jerome Sarris（澳大利亚国家补充医学研究院）

Christopher Worsnop（澳大利亚奥斯汀健康中心）

人民卫生出版社

·北　京·

图书在版编目（CIP）数据

失眠 / 李艳，薛长利主编 . —北京：人民卫生出版社，2023.4

（中医药临床循证丛书）

ISBN 978-7-117-33938-4

Ⅰ.①失… Ⅱ.①李…②薛… Ⅲ.①失眠—中医疗法 Ⅳ.①R277.797

中国版本图书馆 CIP 数据核字（2022）第 203259 号

人卫智网	www.ipmph.com	医学教育、学术、考试、健康，购书智慧智能综合服务平台
人卫官网	www.pmph.com	人卫官方资讯发布平台

中医药临床循证丛书

失眠

Zhongyiyao Linchuang Xunzheng Congshu

Shimian

主　　编：李　艳　薛长利
出版发行：人民卫生出版社（中继线 010-59780011）
地　　址：北京市朝阳区潘家园南里 19 号
邮　　编：100021
E - mail：pmph @ pmph.com
购书热线：010-59787592　010-59787584　010-65264830
印　　刷：北京汇林印务有限公司
经　　销：新华书店
开　　本：710×1000　1/16　　印张：13
字　　数：199 千字
版　　次：2023 年 4 月第 1 版
印　　次：2023 年 5 月第 1 次印刷
标准书号：ISBN 978-7-117-33938-4
定　　价：49.00 元

打击盗版举报电话：010-59787491　E-mail：WQ @ pmph.com
质量问题联系电话：010-59787234　E-mail：zhiliang @ pmph.com
数字融合服务电话：4001118166　　E-mail：zengzhi @ pmph.com

《中医药临床循证丛书》编委会

总策划

吕玉波（广东省中医院）

陈达灿（广东省中医院）

Peter J Coloe（澳大利亚皇家墨尔本理工大学）

总主编

卢传坚（广东省中医院）

薛长利（Charlie Changli Xue，澳大利亚皇家墨尔本理工大学）

副总主编

郭新峰（广东省中医院）

温泽淮（广东省中医院）

张　林（Anthony Lin Zhang，澳大利亚皇家墨尔本理工大学）

Brian H May（澳大利亚皇家墨尔本理工大学）

顾问委员会

陈可冀（中国中医科学院）

吕爱平（香港浸会大学）

Caroline Smith（澳大利亚西悉尼大学）

David F Story（澳大利亚皇家墨尔本理工大学）

方法学专家组

卞兆祥（香港浸会大学）

George Lewith（英国南安普顿大学）

刘建平（北京中医药大学）

Frank Thien（澳大利亚莫纳什大学）

王家良（四川大学）

免 责 声 明

　　本专著致力于对古今最佳中医证据进行系统评价。我们将尽最大努力以确保本书数据的准确性和完整性。该书主要针对临床医生、研究人员和教育工作者。循证医学主要包括现有的最佳证据，医生的临床经验和判断以及病人的愿望这三方面。需要注意的是，本书提及的所有中医疗法并非被所有国家接受。同时，本书谈到的一些中药可能因为其存在毒性，或是濒危野生动植物种国际贸易公约严禁捕猎和采摘的动植物，现已不再使用。临床医生、研究者和教育工作者应遵循相关规定。患者参考本专著可向已获得中医执业资格证书的医生寻求更专业的意见和建议。

总主编简介
卢传坚教授,博士

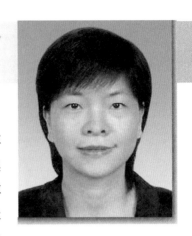

卢传坚,女,广东省潮州市人,医学博士,广州中医药大学教授、博士生导师,澳大利亚皇家墨尔本理工大学荣誉教授和博士生导师。首批全国名老中医药专家学术经验继承人,广东省"千百十"工程国家级人才培养对象。现任广东省中医院、广东省中医药科学院、广州中医药大学第二临床医学院副院长。兼任中华中医药学会免疫学分会主任委员,世界中医药学会联合会免疫学分会副会长,中国生物技术学会生物样本库分会中医药学组组长,广东省中医标准化技术委员会、广东省中医药学会中医药标准化专业委员会、广东省中西医结合学会标准化专业委员会主任委员等职务。

主持并完成国家中医药行业重大专项、国家"十一五"科技支撑计划等国家和省部级课题近 20 项。目前主持国家"十二五"科技支撑计划、国家自然科学基金、广东省自然科学基金团队项目等;主编出版《常见皮肤病性病现代治疗学》《皮肤病治疗调养全书》《中西医结合老年皮肤病学》*The Clinical Practice of Chinese Medicine:Urticaria*、*The Clinical Practice of Chinese Medicine:Eczema & Atopic*、*The Clinical Practice of Chinese Medicine:Psoriasis & Cutaneous Pruritus*、*Evidence-based Clinical Chinese Medicine:Psoriasis vulgaris*、《当代名老中医养生宝鉴》《慢性病养生指导》《中医药标准化概论》等专著 16 部;以第一作者及通讯作者发表相关学术论文 120 余篇,其中 SCI 收录 40 多篇;获得国家发明专利授权和软件著作权共 4 项,获省部级教学、科研成果奖共 11 项;曾荣获"全国优秀科技工作者""全国首届杰出女中医师""第二届全国百名杰出青年中医""中国女医师协会五洲女子科技奖临床医学创新奖""南粤巾帼创新十杰""广东省'三八'红旗手标兵"等称号。

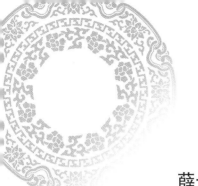

总主编简介
薛长利教授,博士

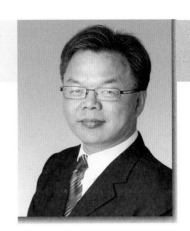

薛长利,澳大利亚籍华人,1987 年毕业于广州中医药大学。2000 年于澳大利亚皇家墨尔本理工大学(RMIT)获得博士学位。作为学者、研究员、政策管理者及执业中医师,薛教授有将近 30 年的工作经验。薛教授在中医药循证医学教育、中医药发展、临床研究、管理体系、政策制定及为社区提供高质量的临床服务中,起到了十分重要的作用。薛教授是国际公认的中医药循证医学和中西医结合医学的专家。

2011 年,薛教授被澳大利亚卫生部长委员会任命为澳大利亚中医管理局首任局长(2014 年连任)。2007 年,薛教授开始担任位于日内瓦的世界卫生组织总部传统医学顾问委员会委员。此外,2010 年 8 月至今薛教授还被聘为广东省中医药科学院(广东省中医院)的名誉高级首席研究员。

薛教授现任澳大利亚皇家墨尔本理工大学教授,健康及生物医学院执行院长。他同时也是中澳国际中医药研究中心联合主任及世界卫生组织传统医学合作中心主任。1995 年至 2010 年,薛长利担任皇家墨尔本理工大学中医系主任,开设了 5 年制中医和健康科学双本科和 3 年制硕士学位课程。现在该中医系的中医教学及科研发展已经处于全球领先地位。

薛教授的科研经费已超过 2 300 万澳大利亚元。这包括 6 项澳大利亚国家健康与医学研究委员会项目(NHMRC)和 2 项澳大利亚研究理事会项目(ARC)。薛教授发表高质量的科研文章 200 多篇,并经常应邀到众多国内外会议做主题演讲。薛教授在辅助医学的教育、科研、管理和实践方面已接受超过 300 家媒体的采访。

致　谢

感谢广东省中医院脑病中心的硕士研究生卢福昌与周晨在古今文献分类整理中付出的辛勤劳动。对中澳国际中医药研究中心工作人员与博士研究生们的积极参与与团队协作表示衷心的感谢。感谢广州中医药大学第二临床医学院的医生李昀熹、张卓以及学生李春花、廖映迪、杨小静参与翻译工作。同时感谢李昀熹、张卓、李春花认真细致的校稿工作。

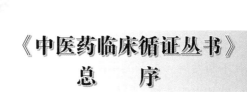

《中医药临床循证丛书》
总　序

　　中医药学是个伟大的宝库,也是打开中华文明宝库的钥匙。在现代医学日新月异发展的进程中,中医药学仍然充满活力,造福人类健康。根源于朴素唯物辩证论等中国古代哲学思想形成的中医药理论体系,本着"有诸内者,必形诸外"的原则,历经几千年诊疗实践的积累和总结,中医药学理论日臻完善,为中华民族几千年的繁衍生息做出了卓越贡献。在科学技术发展日新月异的当今,中医药国际化热潮方兴未艾,其疗效和价值正为世界越来越多的人所认识,中医药的国际化、现代化面临前所未有的机遇和挑战。

　　循证医学植根于现代临床流行病学,并借助近代信息科学的春风"一夜绿江南"。循证医学理念的提出已经在欧美等发达国家引起医学实践模式及观念的巨大变革:它使人们认识到,一些理论上应当有效,但实际上无效或弊大于利的治疗措施可能被长期、广泛地应用于临床,而一些似乎无效的治疗方法经大样本多中心随机对照试验(RCT)或 RCT 的系统评价后被证实为真正有效或利大于弊;这对医疗实践、卫生政策、健康普及宣教以及医学科研教育等方面产生了越来越大的影响。中医药理论体系的确立是立足于临床实践经验积累的基础上,中医药的临床与基础研究是基于临床疗效的基础上,这与当今循证医学理念有异曲同工之妙。循证医学强调基于最严谨的科学证据,将个人临床经验与客观研究结论相结合,指导医疗决策,开展临证实践,其理念的引入,是中医药学发展的新契机!我们相信,循证医学广泛应用于中医药临床实践与科学研究,会大力推动中医药走向世界。

　　循证医学核心的"三驾马车"还包括临床医生的经验和技能,以及对患者价值观和意愿的尊重;同时其证据系统不仅重视双盲 RCT,还包括观察性研究以及专家经验等多种类型的证据。临床医生进行循证诊疗时需要根据其可获得的"当前、最佳"证据进行整体把握,这对中医药学开展的现代临床研究尤其显得珍贵。中医药界对中医是否需要、如何进行循证医学研究有过激烈的争论。我们以为：循证医学对中医药是"危"亦是"机"，是中医药传承与发扬、现代化、国际化的必由之路；因为任何一门学科都需要与时俱进、不断扬弃才能自我更新、不断发展。古老的中医药学需要借助循证医学等现代研究方法学进行提高、助其去粗存精、去伪存真，我们也深信只有经过循证医学的洗礼，她才能获得凤凰涅槃式的重生与发展。

广东省中医院和澳大利亚皇家墨尔本理工大学合作，在中医药循证医学领域甘当排头兵，积极探索中医药整体证据的搜集、提炼、整理、评价方法，选择对人类健康影响重大且中医药治疗特色优势显著的 29 个疾病病种（首批），经过研究编撰形成中医药临床循证系列丛书，对于推动中医药循证进程将发挥重要作用。

本套丛书有三大特色，一是科学运用了整体证据的方法。中医药因为其自身的特色和发展阶段，现阶段高质量临床试验为数尚少，当前指导中医师实践的大多数信息是由古代名医专著、编撰教科书、撰写学术杂志报告的专家组意见，故此类证据的系统梳理与评价很关键，本书的"整体证据"包括了此类证据，及临床试验和实验研究的证据。这种"整体证据"的方法，综合各种类型和级别的证据，能够综合所有来源的可获得证据，权衡不同疗法的潜在风险与获益，以达到"最佳可获得的证据"，并将其提供给临床医生和医学教学人员，指引他们的诊疗行为，使全球患者获益。

丛书的另一显著特色是系统检索了古籍文献某病种的治疗措施，即古代治疗经验，并与现代的病种概念相印证，评价内容包括其使用历史、普及性及当前临床实践的相关性。这将为主要治疗措施的使用提供全面的文献材料，用于评价某种干预措施可能的长期安全性、治疗获益，并可为临床及实验研究提供方向。

丛书的第三个显著特色是同时提供中英文两种版本，故能使全世界的患者、中医执业者、临床医生、研究者和教学人员获益。

虽然目前中医药高质量的临床研究证据尚为数不多，仅靠阅读、参考本套丛书仍然难以体现循证实践的全部内容，但我们坚信，将所有证据系统总结、严格评价、定时更新的方法是循证中医药学迈出的坚实步伐。本书的策划者、总主编独具慧眼，希冀能借助循证医学之东风，助推中医药学完成系统整理、分清泌浊、传承更新之壮举。余深以为然，故乐为之序。

中国科学院院士

中国老年学学会名誉会长 陈可冀

中国中西医结合学会名誉会长

2016 年 6 月

前　言

20 世纪后期,越来越多的国家开始接受和使用中医(包括针灸和中药)。同时,循证医学的发展和传播为中医的发展提供了机遇和挑战。

中医的发展机遇体现在循证医学的三个重要组成部分:现有的最佳证据,医生的临床经验和判断以及病人的愿望。以病人为本的思想反映了古今中医治病救人的本质。然而,中医的发展也存在不少挑战,尽管中医治病已有两千多年的悠久历史,但目前仍缺乏高质量的临床研究证据支持。

为了解决这一问题,我们需要从现有的临床证据中寻找高质量的临床证据,同时有效地利用这些证据评估中医治病的有效性和科学性,从而推动中医循证实践的发展。

随着中医循证实践的发展,我们需要一些专著,它们可以通过现有的最佳证据对中医治疗临床常见病进行系统和多维的评估从而指导临床实践和教学。现代中医立足于古籍和古代名医专著以及国医大师的临床经验,同时在临床和实验研究中不断摸索、开拓与创新,从而验证和完善祖国医学的精粹宝库。

中医治病强调"整体观",我们通过对这些"整体证据"中的各类型证据进行综合分析和评估,为医生的临床决策提供可靠依据。

本书的"整体证据"包括两个重要组成部分。第一部分是现代教科书和临床指南专家共识制定的疾病诊断、鉴别和治疗意见,从宏观的角度认识和了解该病的现状。第二部分是古代证据的检索、整理、评价和推荐。我们根据该疾病的相关中医病名或症状体征在逾千本中医古籍中进行了检索,检索结果提供了古代该疾病的病因、病机和治疗等信息,并揭示了古代和现代对疾病认识和医疗实践之间的连续性和不连续性,可为未来的研究提供方向和依据。

本书的核心内容是对现代中医临床研究证据质量的评估。我们使用 Cochrane 协作网制定的方法对现有的中医研究进行系统评价,例如对随机对照试验(RCT)的研究结果进行 meta 分析。同时,通过对研究中出现的中药、方剂和针灸穴位及疗法进行统计分析,我们发现了中医疗法与现代临床之间的联系,例如哪些疗法在治疗某类疾病时与单用西药比较疗效较好。除随机对照试验外,我们还对非随机对照试验和无对照研究进行了统计分析,这在一定程度上扩大了中医研究证据集。同时,我们对使用频次最高中药的临床前实验研究进行了文献整理,以探讨其在疾病治疗中的作用机制。

这种"整体证据"的研究方式将古籍、临床研究、实验研究和临床实践巧妙地联系在一起,为读者提供了中药、针灸、太极拳等中医疗法的疗效和安全性证据。

本系列专著计划中英双语发行,这将为全世界的临床医生、研究人员和教育工作者提供现有的最佳证据以指导他们的临床决策。希望专著的出版能为全世界中医循证实践的发展做出自己的贡献。

丛书总主编: 卢传坚教授

中国,广东省中医院

薛长利(Charlie Changli Xue)教授

澳大利亚,皇家墨尔本理工大学

2017 年 11 月

如何使用本书

目的

该书主要针对临床医生、研究人员和教育工作者。本书通过系统和多维度的整理、评价现有中医治疗各类常见疾病的最佳证据,以指导高等医学教育和临床实践。

相关概念的"定义"

本书最后呈现的术语表归纳总结了本书中多次出现的术语和概念,如统计检验、方法学、评价工具和干预措施等。例如,中西医结合是指中医与西医联合治疗,而联合疗法是指两种或者两种以上的不同中医疗法(如中药、针灸或其他中医疗法)联合使用。

数据分析和结果的解释

我们使用了大量的统计分析方法合并现有的临床研究证据。在一般情况下,二分类数据的效应量以风险比(RR)和 95% 置信区间(CI)形式报告;连续型数据则以均数差(MD)和 95% CI 形式报告。* 表示有统计学意义。读者应该注意到统计学意义与临床意义不能对等。结果的解释应考虑到临床意义、研究质量(高风险、低风险或偏倚风险不明确)和研究的异质性。异质性检验的统计量 I^2 大于 50% 被认为各研究间存在较大异质性。

证据的使用

本书使用国际认可的证据质量评价与推荐体系 GRADE 来总结使用了合理对照(安慰剂及指南认可治疗)以及关键和重要结局(根据 GRADE 标准,

结局重要性评价在 4 分及以上）的临床研究证据的质量和推荐强度。由于中医临床实践的复杂性及各国家地区卫生法规、中医药接受程度的不同,本书仅给出了证据质量评价的汇总表,未包含推荐意见。请读者参照当地医疗环境合理解读和使用证据。

局限性

读者应该注意一些关于古代文献和临床证据的方法学局限性。

- 用于检索中华医典数据库的检索词可能尚不全面,这可能对结果有一定影响。

- 对古籍条文的理解可能不同。

- 古籍中的某些内容现代已不再使用。

- 古籍描述的一些症状可能在多种疾病中出现,虽然我们的临床专业人员对这些症状与研究疾病的相似性进行了分析,但可能存在主观判断偏差导致的偏倚。

- 绝大多数的中医药临床证据来自中国,其研究结果在其他国家和人群的适用性需要进一步评估。

- 多数研究纳入的受试者疾病严重程度、病程、疗程等疗效影响因素不同,我们尽可能地进行了亚组分析;当无法进行亚组分析时,读者应注意 meta 分析结果的适用性。

- 多数纳入研究均存在偏倚风险等方法学局限性,读者应对基于极低至中等质量证据 GRADE 评价得出的结论进行谨慎解释。

- 本书对九个中英文数据库和相关临床试验注册平台进行了全面检索,但仍然可能有少量文献未被检出,这可能对结果有一定影响。

- 方剂频次的分析仅基于方剂名,可能存在不同研究使用的方剂名称不同但其组成相同或相似。由于方剂的复杂性,方剂之间的相似性判断尚难以实现。因此第五章报道方剂使用频次可能被低估。

- 第六章对常用高频中药进行了描述,这为中药研究的进一步探索提供了线索。但该总结是基于发表文献所用方剂所含中药使用的频次,未考虑每个研究 / 方剂的疗效大小、实际临床使用频次和单味中药在方剂中发挥的作用。

目　　录

失　眠

第一章 失眠的西医认识概述

导语:失眠是最常见的一种睡眠障碍类型,它给患者的健康和经济带来了一定的负担,并影响了患者的生活质量和工作表现。本章主要对失眠的概况进行综述,介绍失眠的定义、流行病学、诊断与鉴别诊断、发病机制、管理与治疗、预后。

一、定义

失眠通常指患者对睡眠时间和/或质量不满意,并影响次日日间功能的一种主观体验。它可表现为在睡眠时间和机会充分的情况下入睡困难,或睡眠维持困难,或早醒并无法重新入睡。睡眠不足可导致疲劳、情绪障碍及其他功能性损伤(例如:注意力不集中)[1,2]。

失眠可以是难以找到诱因的,也可以由以下几种情况造成:第一,睡眠环境改变,例如噪声,暴露于强光下或者床铺不舒适;第二,机体疾病,例如疼痛、心力衰竭、慢性阻塞性肺疾病或哮喘等疾病造成的夜间呼吸困难,胃食管反流或甲状腺功能亢进[3,4];第三,抑郁、焦虑和痴呆等疾病[4];第四,服用处方药和非处方药、咖啡因和摄入酒精。部分患者在去除诱因后仍出现持续失眠,可能是由于负性睡眠信念和态度导致的不良睡眠习惯和对睡眠先入为主的印象。

二、流行病学

1. 患病率

具有失眠症状的人群呈现逐渐增长的趋势,在欧洲国家、亚洲国家和美国有高达 50% 的人群遭受失眠的困扰[5-8]。其中,约 10% 具有失眠症状的人被最终诊断为睡眠障碍,其余的人则被诊断为短暂或偶发性失眠。而在被确诊为失眠的患者中,约 1/10 可发展为慢性失眠[8]。失眠在老年人和妇女中更为常见[9,10]。

2. 疾病负担

每年因失眠发生的卫生保健费用非常惊人。据估计,在澳大利亚和加拿大该费用超过 50 亿美元[11,12],在美国则高达 1 070 亿美元[13]。此外,因失眠带来的功能性障碍、延缓其他疾病的恢复、旷工和工作效率下降亦不容小觑[14,15];其中,因日间功能障碍和工作效率下降间接造成的经济损失每年约为 632 亿美元[16]。

3. 高危因素

失眠通常由压力或应激事件诱发,例如人际关系改变、工作压力、个人损失、丧失亲人、新发疾病、出游、迁徙,或睡眠环境和日常作息的改变。

即使病因得到控制或消除后,因精神或行为方面的影响,失眠仍可能持续存在较长的时间[17]。若失眠患者具有老年、女性、独居、失眠家族史、过度觉醒和吸烟等易感因素,在情绪应激事件消除后仍较难恢复正常的睡眠[17,18]。此外,如合并焦虑和抑郁等情绪障碍,将增加患有失眠的风险;同时失眠也可以诱发焦虑和抑郁的相关症状[19]。慢性失眠亦有可能是由于睡眠习惯不良(例如日间过度睡眠)、使用药物、过度担忧睡眠本身和其对日间活动的影响造成[20]。

三、诊断与鉴别诊断

1. 临床诊断

失眠的四个主要诊断工具分别是:国际睡眠障碍分类(ICSD)、《精神障碍诊断与统计手册》(DSM-5)、《国际疾病分类》(ICD)和《中国精神障碍分类与诊断标准》(CCMD)[21]。不同的地区和学会制定的失眠诊断标准略有不同。

根据《精神障碍诊断与统计手册》(DSM-5),失眠的诊断要点为:尽管有充足的睡眠机会,仍以对睡眠数量和/或睡眠质量不满为主诉,伴有以下一种或多种症状:①入睡困难;②睡眠维持困难,即频繁觉醒或觉醒后难以入睡;③早醒且难以再入睡。这些症状不仅在临床上给患者带来困扰,而且在一定程度上导致了患者在社交、职业、教育、学术、行为及其他方面的功能性损害。慢性失眠通常指的是这些症状每周至少发作三次,且持续三个月以上。症状持续至少一个月且少于三个月称为间歇性失眠,症状持续三个月以上称为持续性失眠,一年内反复发作两次以上称为复发性失眠。诊断标准还包括:失眠不能用另一种睡眠-觉醒障碍来解释,也不仅出现在另一种睡眠-觉醒障碍的病程中(例如:发作性睡病,呼吸相关性睡眠障碍,昼夜节律睡眠-觉醒障碍,睡眠异态);失眠不能归因于某种物质的生理效应(例如:嗜酒或滥用药物);共存的精神障碍和躯体症状不能充分解释失眠的主诉。

《国际疾病分类(第3版)》(ICD-3)与DSM-V具有相似的失眠诊断标准。如果在有充足的睡眠机会和环境情况下,仍有入睡困难或睡眠维持困难,且出现日间功能的损害,每周至少发作三次,持续三个月以上,诊断为慢性失眠。如果失眠持续不到三个月,则归类为短期失眠障碍。ICD-3将慢性失眠和共病性失眠合并归为"慢性失眠障碍"。

《国际疾病分类(第10版)》(ICD-10)中失眠症(非器质性失眠症)诊断标准规定,失眠是一种以难以入睡和/或睡眠维持困难的综合征,且不伴有其他睡眠障碍,并排除其他精神障碍、机体疾病、滥用物质所造成的失眠[21]。诊断标准还包括日夜专注于失眠,过度担心失眠的后果。《中国精神障碍分类与诊断标准(第3版)》(CCMD-3)[21]与ICD-10的诊断标准相同。

除了临床诊断工具之外,失眠的诊断与鉴别诊断还可使用睡眠日记、多导睡眠仪和体动记录仪。

2. 鉴别诊断

失眠应区别于因年龄、应激事件或睡眠机会不足造成的生理性睡眠改变。如果没有明确的突发应激性因素,应考虑和嗜睡症、发作性睡病、呼吸相关的睡眠障碍(例如:阻塞性睡眠呼吸暂停综合征)、昼夜节律性睡眠障碍、快速眼动(REM)睡眠行为障碍、非快速眼动(NREM)睡眠觉醒障碍、噩梦、不宁腿综合征、睡眠异态（例如：睡眠期间行为异常）、物质滥用和药物导致的睡眠障碍进行鉴别诊断。

失眠与精神障碍或机体疾病共存的情况十分常见，增加了其鉴别诊断的难度。失眠可由共存的疾病诱发或加重，例如夜间的疼痛与失眠的关系[22,23]。

昼夜节律性睡眠障碍的几种亚型可出现失眠的症状，包括睡眠时相延迟型、不规则睡眠-觉醒型、轮班工作型和时差变化型[24]。睡眠时相延迟常见于青少年和青壮年，尤其是夜间将自己暴露于强光的人群（例如：使用电子设备、看电视）；而严重的昼夜节律性睡眠障碍更多见于老年人[29]。先天失明的人因不具有正常的昼夜节律，可出现失眠的症状[25]。

如果睡眠不佳与肥胖或打鼾史有关，那么它有可能是由呼吸相关的睡眠障碍导致的（例如：阻塞性睡眠呼吸暂停综合征）。服药的患者可能由于药物本身的兴奋或镇静作用导致异常的睡眠，而物质滥用（例如：药物滥用或嗜酒）也会导致同样的后果。若出现噩梦、夜惊或梦游，则可诊断为睡眠异态。

根据临床表现可将失眠进一步分为入睡困难型和睡眠维持困难型。失眠的分类诊断非常重要，因为不同类型的患者对治疗的反应可能不同，而且不同的治疗方式针对不同方面的问题[26]。常规病史采集和睡眠日记有助于甄别不同类型的失眠；多导睡眠仪的使用可评估睡眠的结构，并有利于鉴别其他类型的睡眠障碍。

四、发病机制

目前医学界对失眠的相关机制仍未有完整的认识。有一些学说和理论模型解释了失眠的形成，其中最主要的理论是过度觉醒和睡眠-觉醒调节异常[27]。在失眠患者中，可观察到过度觉醒的中枢神经（皮层）与周围神经（自主神经），以及活跃的躯体神经与意识活动[28]。过度觉醒表现为 NREM 期高频波的增加，皮质醇、白细胞介素-6 与代谢产物的增多[29]。

调节睡眠-觉醒的主要区域在脑干、丘脑和下丘脑[30]。具体来讲，睡眠-觉醒周期的调节与睡眠相关的促进或抑制分子有关，包括了神经递质如 5-羟色胺（5-HT）、γ-氨基丁酸（GABA）、皮质醇、腺苷、组胺、褪黑激素、食欲肽和前

列腺素 D_2 [27,31,32]。失眠的发生发展是多方面的,过度觉醒学说从细胞分子水平的改变和睡眠 - 觉醒网络方面已解释了部分失眠的病理生理机制,但仍未完全明确[27,33]。

脑电图提示,失眠患者通常有皮层觉醒,脑电图则体现为 NREM 期的高频波与 REM 期的觉醒增加[27]。相对而言,普通人的 NREM 异常是可恢复的,并且脑电活动是减弱的。此外,失眠患者在 NREM 期可以观察到频繁的觉醒,在脑电图上则体现为 NREM 期的高频波[34]。这些生理上的改变进一步验证了过度觉醒学说[27,35]。

有学者用"3ps"模型解释失眠的发生与发展,这种模型由易感因素、诱发因素和维持因素构成[36]。这种学说认为,易感基因、应激易感体质和诱发事件的相互作用导致了觉醒和睡眠两个脑区活动的不平衡,从而发生失眠[28,29,37]。随之而来的不良行为、改善睡眠的错误方法和对失眠的扭曲认知使失眠持续进展,这些称为维持因素[29]。同时,失眠会导致清醒状态下认知功能损伤,夜间记忆力巩固能力下降,这些可能会减少海马的体积,从而加重失眠[29]。

五、管理与治疗

失眠的治疗目标是识别和处理根本原因、减少复发、实现临床缓解,临床首先考虑睡眠卫生教育和心理治疗,通常可采用改变认知行为联合服用药物的治疗模式。

1. 心理治疗

与药物相比,失眠的认知行为疗法(CBT-I)远期疗效较好,受到多个临床实践指南的推荐,但这种疗法很依赖患者的主动性和坚持[38-40]。它包括认知、行为和教育(例如:睡眠卫生教育)三个主要模块,可以是面对面的形式(包括一对一和团体两种形式),也可以是网络的形式,从而帮助患者获得改善失眠的健康睡眠习惯和正确技巧[40,41]。睡眠卫生教育的建议包括调整睡眠时间、减少噪声、改变室温、睡前避免饮食[42]。其他治疗包括刺激控制(只在有睡意时才上床)、睡眠限制(限制在床上待的时间)、放松疗法和简易行为治疗(仅予睡眠限制与刺激控制的建议)[40]。在心理治疗或CBT-I专业人员匮乏的国家或地区,药物疗法则更为常用[43]。

2. 药物治疗

药物治疗可以减少入睡潜伏期,增加睡眠时间,改善入睡后觉醒,提高睡眠质量,减少日间功能损伤和其他机体不适。然而,药物治疗本身可能会带来一些认知和精神运动性方面的副作用(例如:记忆力或平衡能力下降)[44,45]。持续性失眠或尝试CBT-I后仍未能缓解的患者,可推荐短期使用催眠药物(不超过四周)[38,40]。这类药物包括了苯二氮䓬类药物(例如:三唑仑、艾司唑仑、替马西泮)和非苯二氮䓬类药物(例如:扎来普隆、唑吡坦、佐匹克隆)。苯二氮䓬类药物可促进神经递质GABA的作用,由于它是苯二氮䓬受体激动剂,可结合GABA的复合受体,尤其是$GABA_A$受体[46]。这类药物可以通过抑制神经系统,从而起到镇静、催眠、抗焦虑、抗惊厥和肌松的作用。非苯二氮䓬类药物,也称为"Z类药物",与传统的苯二氮䓬类药物的化学结构和药理机制不同,但同样具有催眠的效果,由于副作用更少,所以目前更常被推荐[38,39,42,47]。这两类药物在短期内对失眠患者均有效[48-50]。使用苯二氮䓬类药物带来的副作用十分常见,包括认知功能的损伤、日间嗜睡、跌倒风险增加和头晕[44]。非苯二氮䓬类药物的副作用尽管较少发生,但同样存在如睡眠行为异常、认知损伤和驾驶意外风险增加的问题[40,51,52]。耐药性是另一个常见的副作用,它可能会引起严重的失眠反跳[53]。

其他药物还包括了食欲素受体拮抗剂(如苏沃雷生)、抗抑郁药、抗精神药、褪黑激素受体激动剂(如雷美尔通)和抗组胺药。褪黑素是近年来发现的一种可以治疗失眠的天然激素[54]。它有利于调节睡眠-觉醒节律和减少入眠潜伏期,并可应用于昼夜节律性睡眠障碍的治疗[55,56]。然而目前仍缺乏使用这些药物治疗失眠的确凿证据,因此并不常规推荐[54]。

3. 其他疗法

除了常规治疗方法,在西方国家有高达50%的失眠患者使用补充和替代疗法,例如运用天然药物缬草或其提取物治疗失眠[57-61]。在中国,相关的临床实践指南推荐使用中药和针灸来治疗失眠[43]。

六、预后

　　失眠可以是临时性的,也可以是持续性或复发性的,而且它的发作形式会随时间改变。对于大多数人来说,睡眠障碍可以很快缓解,但对于失眠易感人群,即便诱因消除,他们的睡眠障碍仍会持续很长时间。改善睡眠之后,精神心理健康和生活质量都会随之改善,而且疲倦感、激惹易怒状态及烦躁不安的情绪也会有所缓解。失眠治疗不当在短期可能会造成注意力、记忆力和决策能力下降,远期可能会增加其他疾病如抑郁和焦虑的发生风险[30,62],甚至导致高血压及其他心脑血管疾病[30,63,64]。

参 考 文 献

1. MORIN C M, BENCA R. Chronic insomnia [J]. Lancet, 2012, 379 (9821): 1129-1141.

2. BUYSSE D J. Insomnia [J]. JAMA, 2013, 309 (7): 706-716.

3. MYSLIWIEC V, GILL J, LEE H, et al. Sleep disorders in US military personnel: a high rate of comorbid insomnia and obstructive sleep apnea [J]. Chest, 2013, 144 (2): 549-557.

4. STANER L. Comorbidity of insomnia and depression [J]. Sleep Med Rev, 2010, 14 (1): 35-46.

5. LEGER D, MORIN C M, UCHIYAMA M, et al. Chronic insomnia, quality-of-life, and utility scores: comparison with good sleepers in a cross-sectional international survey [J]. Sleep Med, 2012, 13 (1): 43-51.

6. OHAYON M M. Epidemiological and clinical relevance of insomnia diagnosis algorithms according to the DSM- IV and the International Classification of Sleep Disorders (ICSD) [J]. Sleep Med, 2009, 10 (9): 952-960.

7. HILLMAN D R, LACK L C. Public health implications of sleep loss: the community burden [J]. The Medical Journal of Australia, 2013, 199 (8): 7-10.

8. MORIN C M, LEBLANC M, DALEY M, et al. Epidemiology of insomnia: prevalence, self-help treatments, consultations, and determinants of help seeking behaviors [J]. Sleep Medicine, 2006, 7 (2): 123-130.

9. LUO J, ZHU G, ZHAO Q, et al. Prevalence and risk factors of poor sleep quality among Chinese elderly in an urban community: results from the Shanghai aging study [J]. PLoS One, 2013, 8 (11): e81261.

10. RYBARCZYK B, LUND H G, GARROWAY A M, et al. Cognitive behavioral therapy for insomnia in older adults: background, evidence, and overview of treatment protocol [J]. Clin Gerontol, 2013, 36 (1): 70-93.

11. DALEY M, MORIN C M, LEBLANC M, et al. The economic burden of insomnia: direct and indirect costs for individuals with insomnia syndrome, insomnia symptoms, and good sleepers [J]. Sleep, 2009, 32 (1): 55-64.

12. Sleep Health Foundation. Re-awakening Australia: the economic cost of sleep disorders in Australia, 2010 [M]. Sydney, Australia: Deloitte Access Economics Pty Ltd, 2011.

13. KRAUS S S, RABIN L A. Sleep America: managing the crisis of adult chronic insomnia and associated conditions [J]. Journal of Affective Disorders, 2012, 138 (3): 192-212.

14. KUPPERMANN M, LUBECK D P, MAZONSON P D, et al. Sleep problems and their correlates in a working population [J]. J Gen Intern Med, 1995, 10 (1): 25-32.

15. ÜSTÜN T B, PRIVETT M, LECRUBIER Y, et al. Form, frequency and burden of sleep problems in general health care: a report from the WHO collaborative study on psychological problems in general health care [J]. European Psychiatry, 1996, 11 (Suppl 1): 5s-10s.

16. KESSLER R C, BERGLUND P A, COULOUVRAT C, et al. Insomnia and the performance of US workers: results from the America insomnia survey [J]. Sleep, 2011, 34 (9): 1161-1171.

17. LEBLANC M, MERETTE C, SAVARD J, et al. Incidence and risk factors of insomnia in a population-based sample [J]. Sleep, 2009, 32 (8): 1027-1037.

18. MORIN C M, ESPIE C A. Insomnia: a clinical guide to assessment and treatment [M]. New York, USA: Springer, 2003.

19. KALES J D, KALES A, BIXLER E O, et al. Biopsychobehavioral correlates of insomnia, V: clinical characteristics and behavioral correlates [J]. Am J Psychiatry, 1984, 141 (11): 1371-1376.

20. MORIN C M. Insomnia: psychological assessment and management [M]. New York, USA: The Guilford Press, 1993.

21. 中华医学会精神科分会 . 中国精神障碍分类与诊断标准 [M]. 3 版 . 济南 : 山东科学技术出版社 , 2001.

22. FOLEY D, ANCOLI-ISRAEL S, BRITZ P, et al. Sleep disturbances and chronic disease in older adults: results of the 2003 national sleep foundation sleep in America survey [J]. J Psychoso Res, 2004, 56 (5): 497-502.

23. LAUTENBACHER S, KUNDERMANN B, KRIEG J C. Sleep deprivation and pain perception [J]. Sleep Medicine Reviews, 2006, 10 (5): 357-369.

24. SACK R L, AUCKLEY D, AUGER R R, et al. Circadian rhythm sleep disorders: part I, basic principles, shift work and jet lag disorders: an American academy of sleep medicine review [J]. Sleep, 2007, 30 (11): 1460-1483.

25. SACK R L, AUCKLEY D, AUGER R R, et al. Circadian rhythm sleep disorders: part II, advanced sleep phase disorder, delayed sleep phase disorder, free-running disorder, and irregular sleep-wake rhythm. An American academy of sleep medicine review [J]. Sleep, 2007, 30 (11): 1484-1501.

26. MORIN C M, RODRIGUE S, IVERS H. Role of stress, arousal, and coping skills in primary insomnia [J]. Psychoso Med, 2003, 65 (2): 259-267.

27. LEVENSON J C, KAY D B, BUYSSE D J. The pathophysiology of insomnia [J]. Chest, 2015, 147 (4): 1179-1192.

28. RIEMANN D, SPIEGELHALDER K, FEIGE B, et al. The hyperarousal model of insomnia: a review of the concept and its evidence [J]. Sleep Med Rev, 2010, 14 (1): 19-31.

29. RIEMANN D, KLOEPFER C, BERGER M. Functional and structural brain alterations in insomnia: implications for pathophysiology [J]. Eur J Neurosci, 2009, 29 (9): 1754-1760.

30. BROWN R E, BASHEER R, MCKENNA J T, et al. Control of sleep and wakefulness [J]. Physiol Rev, 2012, 92 (3): 1087-1187.

31. KRUEGER J M, RECTOR D M, ROY S, et al. Sleep as a fundamental property of neuronal assemblies [J]. Nat Rev Neurosci, 2008, 9 (12): 910-919.

32. GRIFFITH L C. Neuromodulatory control of sleep in drosophila melanogaster: integration of competing and complementary behaviors [J]. Curr Opin Neurobiol, 2013, 23 (5): 819-823.

33. CLINTON J M, DAVIS C J, ZIELINSKI M R, et al. Biochemical regulation of sleep and sleep biomarkers [J]. J Clin Sleep Med, 2011, 7 (Suppl 5): S38-S42.

34. WU Y M, PIETRONE R, CASHMERE J D, et al. EEG power during waking and NREM sleep in primary insomnia [J]. J Clin Sleep Med, 2013, 9 (10): 1031-1037.

35. MANSFIELD D, MCEVOY R. Sleep disorders: a practical guide for Australian health care practitioners [J]. MJA, 2013, 199 (8): S1-S40.

36. SPIELMAN A J, SASKIN P, THORPY M J. Treatment of chronic insomnia by restriction of time in bed [J]. Sleep, 1987, 10 (1): 45-56.

37. RIEMANN D, NISSEN C, PALAGINI L, et al. The neurobiology, investigation, and treatment of chronic insomnia [J]. Lancet Neurol, 2015, 14 (5): 547-558.

38. CORTOOS A, VERSTRAETEN E, CLUYDTS R. Neurophysiological aspects of primary insomnia: implications for its treatment [J]. Sleep Med Rev, 2006, 10 (4): 255-266.

39. National Institutes of Health. NIH State-of-the-Science Conference Statement on manifestations and management of chronic insomnia in adults [J]. NIH Consens State Sci Statements, 2005, 22 (2): 1-30.

40. QASEEM A, KANSAGARA D, FORCIEA M A, et al. Management of chronic insomnia disorder in adults [J]. Ann Intern Med, 2016, 165 (12): 125-133.

41. MORIN C M. Cognitive-behavioral approaches to the treatment of insomnia [J]. J Clin Psychiatry, 2004, 65 (Suppl 16): 33-40.

42. STEPANSKI E J, WYATT J K. Use of sleep hygiene in the treatment of insomnia [J]. Sleep Med Rev, 2003, 7 (3): 215-225.

43. 中华医学会精神病学分会, 中国睡眠研究会. 中国失眠防治指南 [M]. 北京：人民卫生出版社, 2012.

44. GLASS J, LANCTOT K L, HERRMANN N. Sedative hypnotics in older people with insomnia: meta-analysis of risks and benefits [J]. BMJ, 2005, 331 (7526): 1169.

45. ROSENBERG R P. Sleep maintenance insomnia: strengths and weaknesses of current pharmacologic therapies [J]. Ann Clin Psychiatry, 2006, 18 (1): 49-56.

46. WALTERS R J, HADLEY S H, MORRIS K D W, et al. Benzodiazepines act on GABA (A) receptors via two distinct and separable mechanisms [J]. Nat Neurosci, 2001, 3 (12): 1274-1281.

47. WILSON S, NUTT D, ALFORD C, et al. British Association for Psychopharmacology consensus statement on evidence-based treatment of insomnia, parasomnias and circadian rhythm disorders [J]. J Psychopharmacol, 2010, 24 (11): 1577-1601.

48. RIEMANN D, PERLIS M L. The treatments of chronic insomnia: a review of benzo-diazepine receptor agonists and psychological and behavioral therapies [J]. Sleep Med Rev, 2009, 13 (3): 205-214.

49. HOLBROOK A M, CROWTHER R, LOTTER A, et al. Meta-analysis of benzodiazepine use in the treatment of insomnia [J]. CMAJ, 2000, 162 (2): 225-233.

50. HUEDO-MEDINA T B, KIRSCH I, MIDDLEMASS J, et al. Effectiveness of non-benzo-diazepine hypnotics in treatment of adult insomnia: meta-analysis of data submitted to the Food and Drug Administration [J]. BMJ, 2012, 345: e8343. DOI: 10. 1136/bmj. e8343.

51. HOQUE R, CHESSON A L. Zolpidem-induced sleep walking, sleep related eating disorder, and sleep-driving: fluorine-18-flourodeoxyglucose positron emission tomography analysis, and a literature review of other unexpected clinical effects of zolpidem [J]. J Clin Sleep Med, 2009, 5 (5): 471-476.

52. NAJIB J. Eszopiclone, a nonbenzodiazepine sedative-hypnotic agent for the treatment of transient and chronic insomnia [J]. Clin Ther, 2006, 28 (4): 491-516.

53. SOLDATOS C R, DIKEOS D G, WHITEHEAD A. Tolerance and rebound insomnia with rapidly eliminated hypnotics: a meta-analysis of sleep laboratory studies [J]. Int Clin Psychopharmacol, 1999, 14 (5): 287-303.

54. MORIN A K. Strategies for treating chronic insomnia [J]. Am J Manag Care, 2006, 12 (Suppl 8): S230-S245.

55. ARENDT J, SKENE DJ. Melatonin as a chronobiotic [J]. Sleep Med Rev, 2005, 9 (1): 25-39.

56. BUSCEMI N, VANDERMEER B, HOOTON N, et al. The efficacy and safety of exogenous melatonin for primary sleep disorders a meta-analysis [J]. J Gen Intern Med, 2005, 20 (12): 1151-1158.

57. BERTISCH S M, WELLS R E, SMITH M T, et al. Use of relaxation techniques and complementary and alternative medicine by American adults with insomnia symp-toms: results from a national survey [J]. J Clin Sleep Med, 2012, 8 (6): 681-691.

58. PEARSON N J, JOHNSON L L, NAHIN R L. Insomnia, trouble sleeping, and comple-mentary and alternative medicine: Analysis of the 2002 national health interview survey data [J]. Arch Intern Med, 2006, 166 (16): 1775-1782.

59. CHEN F P, JONG M S, CHEN Y C, et al. Prescriptions of Chinese herbal medicines for insomnia in Taiwan during 2002 [J]. Evid-Based Complement Alternat Med Article, 2011, 2011: 236341. DOI: 10. 1093/ecam/nep018.

60. XUE C C, ZHANG A L, LIN V, et al. Complementary and alternative medicine use in Australia: a national population-based survey [J]. J Altern Complement Med, 2007,

13 (6): 643-650.

61. FERNANDEZ-SAN-MARTIN M I, MASA-FONT R, PALACIOS-SOLER L, et al. Effectiveness of valerian on insomnia: a meta-analysis of randomized placebo-controlled trials [J]. Sleep Med, 2010, 11 (6): 505-511.

62. BAGLIONI C, BATTAGLIESE G, FEIGE B, et al. Insomnia as a predictor of depression: a meta-analytic evaluation of longitudinal epidemiological studies [J]. J Affect Disord, 2011, 135 (1-3): 10-19.

63. VOZORIS N T. The relationship between insomnia symptoms and hypertension using United States population-level data [J]. J Hypertens, 2013, 31 (4): 663-671.

64. SOFI F, CESARI F, CASINI A, et al. Insomnia and risk of cardiovascular disease: a meta-analysis [J]. Eur J Prev Cardiol, 2014, 21 (1): 57-64.

第二章　失眠的中医认识概述

导语：中医理论认为失眠是对睡眠时间和／或睡眠质量不满的一类病证。它主要是因饮食不节、劳逸失调或情志失常导致的心神失养或心神不安。失眠多见于先天不足、久病体虚、年老。其最常见的证型包括肝郁化火、痰热内扰、心脾两虚、心胆气虚。中医的主要治疗方式包括中药的辨证论治和针灸疗法。本章概述了当代主要的行业标准、中医临床实践指南、中医教科书中有关失眠的定义、病因病机、辨证论治与预防调护等内容。

一、定义

失眠亦称不寐，中医指在无躯体疾病的情况下，对睡眠数量和／或睡眠质量不满的一类病证[1]。相关国家标准将失眠定义为以夜间睡眠障碍为主的一种功能性疾病，通常伴有神经系统及心脏功能障碍的临床表现[2]。中医诊疗规范则认为当睡眠障碍持续超过四周，才能诊断为失眠[3]。《中医循证临床实践指南》则推荐西医与中医合并诊断[4]，并指出失眠症需排除由其他精神心理疾病（如抑郁症和焦虑症）导致的继发性失眠。

中西医学对失眠的定义是相似的，但具体达到什么严重程度才能诊断为失眠，中西医学的看法可能有所区别[5,6]。中医诊断通常对症状的发作频率与持续时间没有明确的量化标准。

二、病因病机

中医理论认为，饮食不节（睡前暴食或喝茶）、情志失常（愤怒或惊吓）、劳逸失调是主要的病因[2,5,6]。失眠常见于先天不足、久病体虚、年老[2,5,6]。

心神不安或心神失养是失眠的核心病机[5,6]。其病位在心,与肝、脾、肾相关。肝郁化火或痰热内扰可致心神不安,以实证为主;心脾两虚、心胆气虚或心肾不交可致心神失养,多属虚证。若失眠日久或反复发作,则认为兼有瘀血。

三、辨证论治

失眠的中医疗法多种多样,包括中药、针刺(如毫针针刺、电针、耳针)、艾灸、推拿、气功等。治疗时常单独使用某种疗法,或多种疗法联合使用。此外,中医疗法也常常联合西药和心理疗法。

本病的治则为补虚泻实[1]。实则宜泻其有余,如疏肝泻火、清热化痰;虚则宜补其不足,如益气养血、健脾益肾[2,5,6]。此外,在这些治疗的基础上常联合镇静安神,病程长和反复发作者则结合活血化瘀的治法[2,5,6](具体证型、治法和代表方见表 2-1)。

表 2-1　失眠的中医证型及代表方总结

中医证型	治法	代表方
肝郁化火	疏肝解郁,清热泻火	龙胆泻肝汤
痰热内扰	化痰清热,和中安神	黄连温胆汤
心脾两虚	健脾益气,养血安神	归脾汤
心胆气虚	益气养心,镇惊安神	安神定志丸
阴虚火旺	滋阴降火,清热安神	黄连阿胶汤
心肾不交	滋阴降火,交通心肾	交泰丸
心火炽盛	清泻心火,养血安神	安神丸
瘀阻脑络	活血化瘀,疏经通络	血府逐瘀汤
胃气失和	消食导滞,和胃降气	保和丸

注:表中内容参考《国家标准应用:中医内科疾病诊疗常规》[2]、《中医内科常见病诊疗指南:中医病证部分》[3]、《中医循证临床实践指南》[4]、《中医内科学(第9版)》(2012年出版,倪伟主编)[5]的推荐。

当失眠继发或合并其他疾病时,应标本兼治[5,6]。中医药治疗失眠的疗效与失眠的病程与病因有关[5]。当失眠病程短且病因简单时,治疗起效较快;病程长且病情复杂时,治疗则难以速效;病因不除或治疗失当时易使病情更加复杂。若为长期的严重失眠,或伴有其他精神心理疾病(如抑郁与焦虑)时,中药则不容易达到满意的效果[5]。

(一) 中药汤剂

1. 肝郁化火证

- 病机:肝疏泄不及,肝气郁滞,郁而化火。
- 症见:突发性不寐,烦躁易怒,难以入睡,早醒,睡后易醒,醒后难以复睡,多梦,胸胁满闷,善太息,口苦咽干,目赤,小便短赤,大便秘结,舌红苔黄,脉弦数。
- 治法:疏肝解郁,清热泻火。
- 代表方:龙胆泻肝汤加减[2-5]。
- 药物组成:龙胆、黄芩、栀子、泽泻、车前子、当归、生地黄、柴胡、甘草。
- 方解:龙胆、黄芩、栀子清肝泻火,泽泻、车前子清利湿热,当归、生地黄滋阴养血,柴胡疏肝胆之气,甘草和中。
- 其他方剂:丹栀逍遥丸[2]。

2. 痰热内扰证

- 病机:痰热内生,扰乱心神。
- 症见:不寐,多梦易醒,烦躁易怒,伴头重目眩,口苦泛恶,痰多,腹满,舌红苔黄腻,脉滑数。
- 治法:化痰清热,和中安神。
- 代表方:黄连温胆汤加减[2-5]。
- 药物组成:制半夏、陈皮、茯苓、枳实、生姜、大枣、竹茹、黄连、炙甘草。
- 方解:制半夏、陈皮、茯苓、枳实、生姜、大枣理气化痰、健脾、和胃降逆;竹茹、黄连清热化痰,炙甘草调和诸药。
- 其他方剂:温胆汤[4]。

3. 心脾两虚证

- 病机：心脾两虚，心神失养，脾失运化。
- 症见：头晕目眩，多梦易醒，心悸健忘，神疲肢倦，面色无华，饮食无味，纳呆，舌淡苔薄，脉细弱。
- 治法：健脾益气，养血安神。
- 代表方：归脾汤加减[2-5]。
- 药物组成：人参、白术、炙甘草、当归、黄芪、远志、酸枣仁、茯神、龙眼肉、木香。
- 方解：人参、白术、炙甘草健脾益气，当归、黄芪益气补血，远志、酸枣仁、茯神、龙眼肉补心益脾、安神定志，木香行气。
- 其他方剂：人参归脾汤[4]。

4. 心胆气虚证

- 病机：心胆气虚，痰浊内扰心窍。
- 症见：不寐，易于惊醒，心悸胆怯，遇事善惊，气短倦怠，舌淡苔薄白，脉弦细。
- 治法：益气养心，镇惊安神。
- 代表方：安神定志丸加减[2-5]。
- 药物组成：远志、石菖蒲、茯神、龙齿、人参、茯苓。
- 方解：远志、石菖蒲、茯神化痰开窍、宁心镇惊，龙齿安神，人参、茯苓健脾化痰。
- 其他方剂：琥珀养心丹[2]，安神定志丸合酸枣仁汤[5]。

5. 阴虚火旺证

- 病机：阴液亏虚，阴不制阳，虚火亢盛。
- 症见：心烦不寐，心悸不安，手足心热，盗汗，口干，健忘，耳鸣，遗精，腰膝酸软，舌红少苔，脉细数。
- 治法：滋阴降火，清心安神。
- 代表方：黄连阿胶汤加减[2-4]。
- 药物组成：黄连、黄芩、阿胶、芍药、鸡子黄。
- 方解：黄连、黄芩清泻心火，阿胶、芍药滋养肾阴，鸡子黄养血安神。

6. 心肾不交证

- 病机:肾阴亏虚,阴津不能上承,因而心火亢盛,失于下降。
- 症见:难以入睡,健忘,烦躁易怒,头晕耳鸣,潮热盗汗,男子遗精或阳痿,女子月经不调,口舌生疮,便秘,舌尖红苔薄黄,脉细。
- 治法:滋阴降火,交通心肾。
- 代表方:交泰丸加减[2]。
- 药物组成:黄连、肉桂。
- 方解:黄连清心火,肉桂引火归原。
- 其他方剂:交泰丸合天王补心丹[4],交泰丸合六味地黄丸[5]。

7. 心火炽盛证

- 病机:心火内炽,扰神迫血。
- 症见:烦躁不寐,五心烦热,头晕耳鸣,口舌生疮,口干,腰膝酸软,遗精,舌红苔燥,脉细数。
- 治则:清泻心火,养血安神。
- 代表方:安神丸加减[2]
- 药物组成:生地黄、当归、黄芩、栀子、连翘、酸枣仁、柏子仁、龙齿、远志、炙甘草。
- 方解:生地黄、当归滋养阴血,黄芩、栀子、连翘清热泻火,酸枣仁、柏子仁、龙齿安神,炙甘草调和诸药。
- 其他方剂:导赤散合交泰丸[4]。

8. 瘀阻脑络证

- 病机:气滞血瘀,瘀阻脑络,经脉不通。
- 症见:不寐日久,烦躁,坐卧不安,噩梦,胸闷胸痛,头痛且痛有定处,面色黧黑,口唇及眼眶黑,舌暗红伴瘀点,脉涩或弦紧。
- 治法:活血化瘀,疏经通络。
- 代表方:血府逐瘀汤加减[4]。
- 药物组成:桃仁、红花、川芎、赤芍、牛膝、当归、生地黄、柴胡、枳壳、桔梗、甘草。
- 方解:桃仁、红花、川芎、赤芍、牛膝活血化瘀,当归、生地黄养血,柴胡、枳壳、桔梗疏肝理气,甘草调和诸药。

9. 胃不和证

- 病机:胃之受纳和腐熟水谷功能失调,大肠传导功能受阻。
- 症见:饭后不寐,脘腹胀满,嗳腐吞酸,纳呆,大便不爽且臭,舌红苔厚腻,脉弦或滑数。
- 治法:消食导滞,和胃降气。
- 代表方:保和丸加减[4]。
- 药物组成:山楂、神曲、莱菔子、半夏、陈皮、茯苓、连翘。
- 方解:山楂、神曲消食导滞,莱菔子降气消积,半夏、陈皮、茯苓降逆和胃,连翘散食积之郁热。

（二）中成药

临床上还经常使用中药复方或中药提取物制作而成的中成药。由中药提取物制成的中成药通常有现代药理学基础和明确的干预靶点,使用方法与西药相似。诊疗标准和教科书最常推荐的中成药包括归脾丸、枣仁安神液、天王补心丹、七叶安神片、朱砂安神丸、逍遥丸[2-5]。

（三）针刺疗法

毫针针刺(体针)是治疗失眠最常用的针刺疗法。穴位处方通常包括针对失眠症的主穴和辨证加减的辅穴。本部分的穴位名称与编码参照世界卫生组织针灸标准术语的规定。不同的文件推荐的主穴和辅穴略有不同。

1. 推荐穴位

- 第一组:神门(HT7)、三阴交(SP6)、百会(GV20)、四神聪(EX-HN1)[4]。
- 第二组:神门(HT7)、百会(GV20)、内关(PC6)[3]。
- 第三组:神门(HT7)、三阴交(SP6)、内关(PC6)、足三里(ST36)、安眠、心俞(BL15)[2]。

2. 辨证加减

- 肝郁化火:肝俞(BL18)、胆俞(BL19)、期门(LR14)、大陵(PC7)、行间(LR2)或风池(GB20)、行间(LR2)、肝俞(BL18)[3]。
- 痰热内扰:神庭(GV24)、中脘(CV12)、天枢(ST25)、脾俞(BL20)、丰隆(ST40)、内关(PC6)、公孙(SP4)[2]。

- 心脾两虚：心俞(BL15)、厥阴俞(BL14)、脾俞(BL20)或心俞(BL15)、三阴交(SP6)、脾俞(BL20)[3]。
- 心胆气虚：神庭(GV24)、大陵(PC7)、阴郄(HT6)、胆俞(BL19)、气海(CV6)、足三里(ST36)、丘墟(GB40)[4]。
- 阴虚火旺：肾俞(BL23)、太溪(KI3)、太冲(LR3)[3]。
- 心肾不交：心俞(BL15)、肾俞(BL23)、照海(KI6)[3]。
- 胃不和证：中脘(CV12)、足三里(ST36)、内关(PC6)或足三里(ST36)、中脘(CV12)、丰隆(ST40)、阴陵泉(SP9)[3]。

针刺的手法最常用的是平补平泻[2,3]，即进针得气后均匀地提插、捻转后即可出针。针刺的频率与疗程未见具体的规定。

（四）耳针

耳穴按压或耳针都常用于治疗失眠。中国常用王不留行籽进行耳穴贴压[4]，国外则采用不锈钢珠或磁铁替代王不留行[7]。每穴每天按压4~6次，持续10天[4]。本部分的耳穴名称与编码参照国家标准[8]。不同文件推荐的耳穴处方略有不同，分别为：

- 第一组：神门(TF_4)、皮质下(AT_4)、心(CO_{15})、缘中($AT_{2,3,4}$)。
- 第二组：神门(TF_4)、AT_4皮质下、心(CO_{15})、脾(CO_{13})、缘中($AT_{2,3,4}$)、肝(CO_{12})、肾(CO_{10})、交感(AH_6)、枕(AH_6)。
- 第三组：神门(TF_4)、皮质下(AT_4)。

（五）其他中医疗法

其他疗法还包括推拿、气功、情志疗法、足浴联合穴位按压[2-4]。

四、预防调护

预防失眠需保持心情舒畅，生活规律，并养成良好的睡眠卫生习惯[4]。失眠患者还可通过加强体育锻炼(如太极拳)来增强体质[3]。

参 考 文 献

1. 李经纬，邓铁涛. 中医大辞典 [M]. 北京：人民卫生出版社，1995.

2. 朱文锋.国家标准应用：中医内科疾病诊疗常规 [M].长沙：湖南科学技术出版社，1999.

3. 中华中医药学会.中医内科常见病诊疗指南：中医病证部分 [S].北京：中国中医药出版社，2008.

4. 中国中医科学院.中医循证临床实践指南：中医内科 [M].北京：中国中医药出版社，2011.

5. 吴勉华，王新月.中医内科学 [M].北京：中国中医药出版社，2012.

6. 黄培新，黄燕.专科专病中医临床诊治丛书：神经科专病中医临床诊治 [M].北京：人民卫生出版社，2013.

7. WANG Y. Micro-acupuncture in practice [M]. Missouri, USA: Churchill Livingstone, 2009.

8. 国家质量监督检验检疫总局，国家标准化管理委员会.中华人民共和国国家标准 GB/T 13734—12008:耳穴名称与定位 [S].北京：中国标准出版社，2008.

第三章　中医古籍对失眠的认识

导语：中医古籍记载了传统的中医疗法，它们是历代中医临床实践的体现。本章的结果基于对《中华医典(第5版)》的检索，来源于公元206年至1949年间关于失眠的古代文献。共有3 616条失眠相关的治疗条文，其中有877条符合失眠症诊断的描述。中药方剂是治疗失眠最常见的中医传统疗法。

一、历史源流

中医治疗失眠源远流长。关于失眠的最早记载可见于《黄帝内经》[1-17]"不得卧"与"目不瞑"的描述,认为其病机是"胃不和则卧不安"或营卫之气循行失常,且高龄失眠是由气血亏虚导致。"不寐"一词首见于《难经》,随后代表失眠沿用至今[1]。东汉张仲景的《伤寒论》一书中指出虚劳、虚烦均可导致失眠,并将失眠的病因分为外感和内伤[6]。隋朝巢元方的《诸病源候论》提出了失眠的脏腑辨证[13]。唐代孙思邈的《千金翼方》总结了多种具有镇惊安神作用的矿物药,对后世影响较大[13]。明代的《景岳全书》和《医宗必读》系统地总结了失眠的病因病机与辨证论治[6]。清代医家则提出了失眠多见于年老,可能与肾阳不足有关的观点[6]。

二、术语与检索

古籍是了解中医治疗失眠的宝库。《中华医典(第5版)》收录了1 156部中医经典古籍[18],是迄今为止规模最宏大的中医类电子丛书[19,20]。它是本章古代条文的来源。

根据与失眠相关的字典、专著、医学术语表、教材与专家意见[1-17]，共确定了不寐、不眠、不睡、无寐、无眠、失眠、失寐7个检索词。尽管这些检索词的本意与失眠略有不同，但广义上都属于失眠[11,17]。不寐是传统中医病名，现代也称失眠，其他术语是它们的同义词或近义词[14-16]。根据历代古籍记载，不得卧与目不瞑是最早描述失眠的相关术语，然而检索时发现，它们更多的是指呼吸相关性睡眠障碍、心衰夜间不能平卧的症状和眼部疾病造成的无法闭眼，与现代医学的失眠症不同。考虑到检索内容的精准性，这两个术语不纳入检索词清单。

三、筛选与分析

采用以上7个检索词在《中华医典（第5版）》进行检索后，首先除重，排除与失眠治疗无关的条文和中华人民共和国成立后发表的书籍条文。其次，考虑到纳入数据分析的条文必须与现代医学的失眠症接近，进一步排除失眠合并精神症状、呼吸障碍、噩梦、夜惊、睡眠行为异常与因治疗、饮茶与饮酒继发失眠的条文。最后，纳入的条文再根据治疗类型进行分类，例如中药治疗、针灸治疗与其他治疗。

最终纳入的失眠治疗类条文分为两个不同的分析层次。①广义的失眠：失眠可以是主诉，也可以是伴随症状，治疗可以是特异性的，也可以是笼统的；②狭义的失眠：失眠必须是主诉且达到临床诊断，治疗是特异性的。属于广义失眠的条文先通过阅读、编码与筛选，从而获得狭义失眠的条文。最后用于治疗信息统计分析的是狭义失眠的条文（图3-1）。

四、检索结果

在失眠症的治疗条文中，由"不眠"检索到的条文数量居首位（$n=485$，55.3%），其次是"不寐"（$n=317$, 36.1%）、"不睡"（$n=49$, 5.6%）、"无寐"（$n=16$, 1.8%）、"无眠"（$n=9$, 1.0%）、"失寐"（$n=1$, 0.1%），"失眠"未见条文。总体来

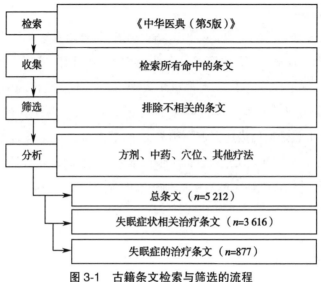

图 3-1　古籍条文检索与筛选的流程

讲,大多数条文对失眠的诊断标准描述不清。仅有 4.1% 的条文描述了病程,2.9% 的条文描述失眠相关的功能障碍,但这些描述缺乏量化观念。在描述了失眠相关功能障碍的条文中,居首位的是日间的疲劳(72.0%),其次是生活、工作、社会活动的相关损伤(28.0%)。其中,61.3% 的条文指的是单纯性失眠,而 32.0% 的条文记载的是共病性失眠(包括疼痛、心律失常、消化不良、痴呆),其余条文难以判别失眠的类型。在筛选条文的过程中发现,若条文中描述失眠伴有焦虑症状或抑郁症状,则很难确定治疗是针对失眠还是合并的精神心理疾病。这些条文中提到了几类特殊的失眠群体,如妇女(6.5%)、儿童(4.0%)和老年人(2.3%)。

明清时期的条文所占的比例最大(90.8%),此外还收集到少量源于日本医家的中医条文($n=12$, 1.37%)。唐代以前的条文由于治疗信息不全,或失眠合并精神心理疾病,或难以分辨失眠是否为第一诊断而未纳入最终的条文池。纵观唐代以后的条文,"不寐"和"不眠"是最常用于诊断失眠的术语。

条文共来源于 243 本不同的中医古籍。明清时期出版的若干数据全面地阐述了失眠的诊治,主要包括《景岳全书》《杂病源流犀烛》《类证治裁》《证治准绳》《医学入门》。

五、中药疗法

中药是治疗失眠最常用的方法,96.6%的条文与中药疗法相关,包括了214条中药复方和23条单方。表3-1列出了治疗失眠的高频中药复方。

表3-1　失眠条文高频中药方剂

方名	药味组成	条文数
温胆汤	半夏、竹茹、枳实、陈皮、生姜、甘草	62
酸枣仁汤	酸枣仁、茯苓、甘草、知母、甘草、川芎	42
归脾汤	人参、黄芪、白术、茯苓、酸枣仁、龙眼肉、当归、远志、木香、甘草、生姜、大枣	37
半夏秫米汤	半夏、秫米	29
六味地黄丸	熟地黄、山茱萸、山药、牡丹皮、茯苓、泽泻	15
小柴胡汤	柴胡、人参、黄芩、半夏、甘草、生姜、大枣	12
栀子豉汤	栀子、淡豆豉	10
黄连阿胶汤	黄连、黄芩、芍药、阿胶、鸡子黄	9
六君子汤	人参、茯苓、白术、甘草、半夏、陈皮	9
养心汤	当归、生地黄、熟地黄、茯神、人参、麦冬、酸枣仁、柏子仁、甘草、五味子、灯心草	9
白虎汤	石膏、知母、粳米、甘草	7
补中益气汤	黄芪、人参、陈皮、白术、当归、升麻、柴胡、炙甘草	7

注:表中罗列的是原方的药物组成,而随症加减在中医临床实践中十分常见,即每个条文的药味并非一成不变[21]。

在描述治疗慢性失眠的条文中,温胆汤、甲乙归藏汤、益气安神汤是最常见的中药复方;在描述治疗失眠伴随日间倦怠嗜睡的条文中,最常见的是归脾汤。有些条文提到,日服人参汤、夜服归脾汤效果更佳。归脾汤多见于治疗女性失眠,六味地黄丸多见于治疗年迈患者的失眠。

温胆汤

据统计,治疗失眠最常用的中药复方是温胆汤及其衍化方。温胆汤原方最早记载于宋金时期的古籍中。由温胆汤加减衍化而来的中药方剂还包括黄连温胆汤(加茯苓、黄连)、加味温胆汤(加茯苓、大枣、香附、人参、柴胡、桔梗、麦冬)、十味温胆汤(加茯苓、人参、熟地黄、酸枣仁、远志、五味子、大枣)、参胡温胆汤(加人参、茯苓、柴胡、酸枣仁),通常在中医的临床实践中还随症加减。

据《秘方集验》记载,温胆汤原方用于胆气不足、痰浊内阻证的治疗。黄连温胆汤用于痰热内阻证的治疗,得到现代循证临床实践指南的推荐。十味温胆汤用于治疗痰浊内扰、失眠多梦;参胡温胆汤和加味温胆汤用于治疗"虚烦不得眠"。

条文摘录

清代《张氏医通》详细描述了失眠的辨证论治,"不寐有二。有病后虚弱。有年高人血衰不寐。有痰在胆经。神不归舍。亦令人不寐。虚者。六君子加枣仁。痰者。灵枢半夏汤"。清代《杂病源流犀烛》则阐述了失眠的脏腑辨证,"不寐,然主病之经,虽专属心,其实五脏皆兼及也。盖由心血不足者,或神不守舍,故不寐(宜归脾汤、琥珀养心丹)"。唐代孙思邈的《华佗神方》指出灯心草有镇静安神的作用,"灯心草一握。睡前煎汤代茶饮,即得安睡"。

高频中药

共有295种治疗失眠的相关中药。表3-2罗列了治疗失眠的高频中药,可分为以下四类:镇静安神类,如酸枣仁、远志、茯神;健脾益气类,如茯苓、人参、黄芪、白术;化痰类,如半夏、竹茹、陈皮;滋阴清热类,如地黄、麦冬、知母。有时也使用补血活血药,如川芎。复方经常配有甘草与大枣两味和药,但其是否具有治疗失眠的特异性疗效则有待阐明。

酸枣仁位居治疗单纯性失眠和共病性失眠的中药之首,同时也是失眠伴有日间嗜睡症状最常用的中药。它在任何时期都常用于失眠的治疗。不同失眠人群使用的高频药物略有不同,长期失眠的患者最常用当归,儿童最常用人参,妇女最常用当归,高龄患者最常用茯苓。炮制可改变药物的性质和功能[22],如酸枣仁"睡多生使,不得睡炒熟"。

表3-2　失眠条文高频中药方剂

中药名	拉丁名	条文数
酸枣仁	*Ziziphus jujuba* Mill. var. *spinosa*（Bunge）Hu ex H.F.Chou	371
甘草	*Glycyrrhiza uralensis* Fisch.，*Glycyrrhiza inflata* Bat.，*Glycyrrhiza glabra* L.	352
茯苓	*Poria cocos*（Schw.）Wolf	274
人参	*Panax ginseng* C.A.Mey	266
半夏	*Pinellia ternata*（Thunb.）Breit.	188
当归	*Angelica sinensis*（Oliv.）Diels	186
远志	*Polygala tenuifolia* Willd.，*Polygala sibirica* L.	149
茯神	*Poriacocos*（Schw.）Wolf	137
地黄	*Rehmannia glutinosa* Libosch.	134
麦冬	*Ophiopogon japonicus*（L.f）Ker-Gawl	119
白术	*Atractylodes macrocephala* Koidz.	113
陈皮	*Citrus reticulata* Blanco	98
姜	*Zingiber officinale* Rosc.	86
黄连	*Coptis chinensis* Franch.，*Coptis deltoidea* C.Y.Cheng et Hsiao，*Coptis teeta* Wall.	83
枳实	*Citrus aurantium* L.，*Citrus sinensis* Osbeck	83
竹茹	*Bambusa tuldoides* Munro，*Sinocalamus beecheyanus*（Munro）McClure var. *Pubescens* P.F.Li，*Phyllostachys nigra*（Lodd.）Munro var. *henonis*（Mitf.）Stapf ex Rendle	81
黄芪	*Astragalus membranaceus*（Fisch.）Bge. var. *mongholicus*（Bge.）Hsiao，*Astragalus Astragalus* membranaceus（Fisch.）Bge.	77
五味子	*Schisandra chinensis*（Turcz.）Baill	65
川芎	*Ligusticum chuangxiong* Hort.	58
大枣	*Ziziphus jujube* Mill.	58
知母	*Anemarrhena asphodeloides* Bge.	58

　　备注：中药的原植物拉丁名来源于 *Chinese Herbal Medicine；Materia Medica*[22]。因炮制方法不同而命名不同的中药给予合并，例如：生姜、干姜与姜合并为姜，生地黄、熟地黄、地黄合并为地黄。

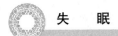

六、针灸疗法

经过筛选,发现针灸主要应用于呼吸相关性睡眠障碍与合并精神疾病的睡眠障碍,故未见针灸治疗失眠症的条文纳入治疗信息的统计分析。

七、其他疗法

共检出 30 条关于其他中医疗法治疗失眠的条文(3.4%),出自宋明清时期,包括了食疗(n=11),基于五行学说的中医情志疗法(n=6),冥想(n=3),按摩(n=2)。还有 8 个条文关于中药联合穴位贴敷疗法、局部中药联合中药药枕治疗。几乎所有食疗都使用药膳粥,如茯苓粥(茯苓、米)和酸枣仁粥(炒酸枣仁、地黄汁、米)。情志疗法应用情志(对应五行)间的相生相克来治疗疾病,如激怒法治疗思虑过度导致的失眠(木克土)。娄英《医学纲目》云:"一富家妇人,伤思虑过甚,二年不得寐,无药可疗,其夫求戴人治之。戴人曰:两手脉俱缓,此脾受邪也,脾主思故也。乃与其夫议以怒激之,多取其财,饮酒数日,不处一法而去。其妇大怒汗出,是夜困眠,如此者八九日不寤,自是食进,其脉得平。此因胆虚不能制脾之思虑而不寐,今激之怒,胆复制脾故得寐也。"

八、小结

古籍中蕴含了大量关于失眠及其治疗的信息。传统中医学主要是根据患者的主诉进行失眠的临床诊断,而并未设置严格的诊断标准;同时,失眠的治疗是基于中医病因病机,如血虚或痰阻。古籍中记载的常用治法一直沿用至今,如温胆汤、归脾汤、酸枣仁汤[23],也得到了当代临床实践指南的推荐。这表明,中医对失眠诊治的传统认识对现当代中医临床实践具有持续而深远的影响。

古籍中关于治疗失眠的中药包括镇静安神药、健脾益气药、化痰药、滋阴清热药,补血活血药。和药很常见,但它是否具有特异性的治疗效果则尚未明确。古代并不常规使用针灸治疗失眠症,但有条文提示针灸多用于治疗呼吸相关性睡眠障碍与失眠合并精神障碍。此外，中医的疗法还包括了食疗、冥想、情志疗法。这提示，尽管情志疗法和现代心理疗法的理论基础和具体技术内涵不同，但应用心理疗法治疗失眠在中国历史悠久。

参 考 文 献

1. 李经纬, 邓铁涛. 中医大辞典 [M]. 北京：人民卫生出版社, 1995.

2. 林昭庚. 中西医病名对照大辞典 [M]. 北京：人民卫生出版社, 2002.

3. 朱文锋. 国家标准应用：中医内科疾病诊疗常规 [M]. 长沙：湖南科学技术出版社, 1999.

4. 中华中医药学会. 中医内科常见病诊疗指南：中医病证部分 [M]. 北京：中国中医药出版社, 2008.

5. 中国中医科学院. 中医循证临床实践指南：中医内科 [M]. 北京：中国中医药出版社, 2011.

6. 吴勉华, 王新月. 中医内科学 [M]. 北京：中国中医药出版社, 2012.

7. 凌锡森. 中西医结合内科学 [M]. 北京：中国中医药出版社, 2001.

8. 陈茂仁, 张俊龙. 中西医结合专科病诊疗大系：神经病学 [M]. 太原：山西科学技术出版社, 1997.

9. 黄培新, 黄燕. 专科专病中医临床诊治丛书：神经科专病中医临床诊治 [M]. 北京：人民卫生出版社, 2013.

10. 孔炳耀, 李俊. 中西医结合神经病治疗学 [M]. 北京：人民卫生出版社, 2005.

11. 刘祖发, 谭子虎. 简明中西医结合神经病学 [M]. 北京：科学技术文献出版社, 2008.

12. 周庚生, 胡纪明. 中西医临床精神病学 [M]. 北京：中国中医药出版社, 1998.

13. 张登本. 中医神经精神病学 [M]. 北京：中国医药科技出版社, 2000.

14. 孙洪生, 严季澜. 不寐病名考略 [J]. 中华医史杂志, 2004, 34 (4): 214-217.

15. 张晶滢, 陈沛沛. 失眠病证古代文献探微 [J]. 上海中医药杂志, 2012, 46 (6): 17-19.

16. 马捷, 李峰, 宋月晗, 等. 失眠症中医学溯源与思考 [J]. 国医论坛, 2012, 27 (3): 15-16.

17. 夏征农, 陈至立. 辞海 [M]. 上海：上海辞书出版社, 2010.

18. 裘沛然. 中华医典 [CD]. 5 版. 长沙：湖南电子音像出版社, 2014.

19. MAY B H, LU C J, XUE C C. Collections of traditional Chinese medical literatures resources for systematic searches [J]. J Altern Complement Med. 2012, 18 (12): 1101-1107.

20. MAY B H, LU Y, LU C, et al. Systematic assessment of the representativeness of published collections of the traditional literature on Chinese medicine [J]. J Altern Complement Med, 2013, 19 (5): 403-409.

21. SCHEID V, BENSKY D, ELLIS A, et al. Chinese herbal medicine: formulas & strategies [M]. 2nd ed. Seattle, USA: Eastland Press, 2009.

22. BENSKY D. Chinese herbal medicine: materia medica [M]. 3rd ed. Seattle, USA: Eastland Press, 2004.

23. YEUNG W F, CHUNG K F, YUNG K P, et al. The use of conventional and complementary therapies for insomnia among Hong Kong Chinese: a telephone survey [J]. Complement Ther Med. 2014, 22 (5): 894-902.

第四章 临床研究证据评价方法

导语：本章介绍了中医治疗失眠临床研究证据检索和评价的方法，包括了全面系统的检索、根据纳入排除标准进行筛选、进行方法学质量的评价、合并研究结果进行效应量估算。

本章介绍了检索与评价中医治疗失眠现代临床研究文献的方法。文献包括了随机对照试验、非随机对照试验和无对照研究三种研究类型。干预措施包括了中药、针灸、其他中医疗法（例如：推拿、气功、拔罐）、联合疗法四种类型（参考文献详见附录1）。

参照 Cochrane 干预措施系统评价手册提供的方法，由研究小组筛选和评价临床研究的相关文献。对随机对照试验（randomized controlled trials，RCTs）和非随机对照试验（non-randomized controlled clinical trials，non-RCTs）均进行数据合并和分析。而无对照研究的证据较难合并，因此仅对其研究特征、干预措施内容和不良事件进行描述。

一、检索策略

英文数据库包括 PubMed、Embase、CINAHL、CENTRAL 和 AMED；中文数据库包括中国生物医学文献数据库（CBM）、中国知网（CNKI）、维普中文生物医学期刊（CQVIP）和万方。数据库检索自收录起始时间至 2014 年 5 月，不设限定条件。关键词及其扩展的同义词均作为检索词，联合主题词和自由词进行检索。为全面检索文献，检索策略由 3 个检索模块（疾病、干预措施和研究类型）构成，模块间用 "AND" 运算符（或数据库中同一意义的运算符号）连接。疾病模块的检索词包括入睡和睡眠维持障碍、失眠及其同义词，干预措施模块的检索词包括了中医的同义词,研究类型包括了随机/非随机对照试验、无对照研究、综述及其同义词。共检索以下12类文献:

- 中药治疗失眠的综述
- 中药治疗失眠的随机/非随机对照试验
- 中药治疗失眠的无对照研究
- 针灸相关疗法治疗失眠的综述
- 针灸相关疗法治疗失眠的随机/非随机对照试验
- 针灸相关疗法治疗失眠的无对照研究
- 其他中医疗法治疗失眠的综述
- 其他中医疗法治疗失眠的随机/非随机对照试验
- 其他中医疗法治疗失眠的无对照研究
- 中医综合疗法治疗失眠的综述
- 中医综合疗法治疗失眠的随机/非随机对照试验
- 中医综合疗法治疗失眠的无对照研究

除电子数据库外,我们还查阅了检出文献中的系统评价和纳入研究的参考文献部分,以寻找其他相关文献。必要时我们通过邮件或电话联系研究者寻求研究信息的确认,若1个月后仍未得到明确的答复,则标注信息无法获得。此外,我们还检索了四个临床试验注册中心,了解正在进行或已完成的临床试验,尤其是获取研究方案计划书。这些临床试验注册中心包括:澳大利亚-新西兰临床试验注册中心(ANZCTR)、中国临床试验注册中心(ChiCTR)、欧盟临床试验注册中心(EUCTR)、美国临床试验注册中心网站(ClinicalTrials.gov)。

二、纳入标准

- 研究对象:主诉为失眠(包含单纯性失眠和共病性失眠),并根据以下任一标准进行诊断:《精神障碍诊断和统计手册》(DSM)、睡眠障碍国际分类(ICSD)、国际疾病分类(ICD)、《中国精神障碍分类与诊断标准》(CCMD)[1]及其他指南[2-6]。
- 干预措施:中药、针灸相关疗法,其他中医疗法,综合疗法。除外中医的单独治疗,也纳入中西医结合治疗。

- 对照措施:无治疗、安慰剂、睡眠卫生教育、失眠的认知行为疗法、西药治疗。
- 结局指标:报告了一个或多个预设的结局指标(表 4-1)。

表 4-1　预设的失眠结局指标

结局指标类型	结局指标	意义
主观睡眠质量	匹兹堡睡眠质量指数(PSQI)[7]	0~21 分,越低越好
	失眠严重程度指数(ISI)[8,9]	0~28 分,越低越好
	阿森斯失眠量表(AIS)[10]	0~24 分,越低越好
	睡眠障碍评定量表(SDRS)[11]	10~50 分,越低越好
	睡眠状况自评量表(SRSS)[12]	0~40 分,越低越好
	SPIEGEL 睡眠量表[13]	1~5 分,越高越好
睡眠参数	睡眠日志或其他源于患者的报告	睡眠潜伏期(分钟)、总睡眠时间(小时)、睡眠效率(%)、入睡后觉醒(次数)
	多导睡眠图	
	体动记录仪	
抑郁或焦虑	抑郁自评量表(SDS)[14]	20~80 分,越低越好
	焦虑自评量表(SAS)[15]	20~80 分,越低越好
	汉密尔顿抑郁量表(HAMD)[16]	0~50 分,越低越好
	汉密尔顿焦虑量表(HAMA)[17]	0~56 分,越低越好
生活质量	简明健康状况调查问卷(SF-36)[18]	0~100 分,越高越好
	世界卫生组织生存质量测定量表——简表(WHOQOL-BREF)[19]	30~150 分,越高越好
日间功能	爱泼沃斯嗜睡量表(ESS)[20]	0~24 分,越低越好
有效率	中医病证诊断疗效标准*[21]	症状改善的人数 / 该组人数
	中药新药治疗失眠的临床研究指导原则#[22]	
	临床总体印象量表和严重程度[23]	李克特评分法,越低越好
不良事件	不良事件的数目和类型	不良事件的数目和类型,越少越好

备注:*治愈,睡眠正常,伴有症状消失;好转,睡眠时间延长,伴有症状改善;未愈,症状无改变。#临床痊愈,睡眠时间恢复或夜间睡眠时间在 6 小时以上,睡眠深沉,醒后精力充沛;显效,睡眠明显好转,睡眠时间增加 3 小时以上,睡眠深度增加;有效,症状减轻,睡眠时间较前增加不足 3 小时;无效,治疗后失眠无明显改善或反加重者。

三、排除标准

- 因物质滥用或服用药物导致的睡眠障碍;
- 合并以下任一种或一种以上的其他睡眠障碍:不宁腿综合征、呼吸相关的睡眠障碍、嗜睡症、睡眠相位后移型昼夜节律性睡眠障碍;
- 对照组为非指南常规推荐的治疗措施;
- 中西医结合治疗中,干预组与对照组的西医治疗措施不一致。

四、偏倚风险评价

参考 Cochrane 协作网的偏倚风险评估工具,对随机对照试验进行方法学质量评价。临床试验中的偏倚主要包括选择偏倚、实施偏倚、测量偏倚、失访偏倚、报告偏倚,通过以下六个方面进行评价:随机序列生成、分配方案隐藏、受试者和研究人员设盲、结局评价者设盲、不完全结局数据和选择性报告。每种偏倚可评为低风险、高风险或不确定。两名研究人员进行评价,通过讨论或咨询第三方解决分歧。

五、数据分析

中医证候、方剂、中药与针灸穴位采用描述性统计进行分析,并列举排名前十的中药方剂及其组成、排名前二十的高频中药或针灸穴位。在研究结果合并方面,二分类变量以相对危险度(*RR*)及其 95% 可信区间(*CI*)表示,连续性变量以均数差(*MD*)及其 95% *CI* 表示。全部 Meta 分析均采用随机效应模型。采用 I^2 值判断异质性大小,I^2 值大于 50% 提示异质性显著,进一步进行亚组分析(例如:不同的方剂、不同的对照组)以寻找异质性的潜在来源。

六、证据质量分级

参考 GRADE(grading of recommendations assessment,development,and evaluation)进行证据质量的分级[23]。由于中医临床实践差别较大,故本书仅展示结果总结表,未包括推荐强度,读者可根据当地医疗情况理解和使用这些证据。证据质量评价的过程分为三个步骤。首先,通过调查系统评价员、中医师、中西医结合专家、方法学专家和西医师组成的专家小组,遴选纳入 GRADE 评价的结局指标和干预措施。其次,从偏倚风险、不一致性、间接性、不精确性和发表偏倚五个方面考虑纳入的证据质量(随机对照试验的证据起始质量为高)是否降级。最终,将证据的质量分为以下四个等级:

- 高:非常确信真实的效应值接近估计值;
- 中:对效应估计值有中等程度的信心:真实值有可能接近估计值,但仍存在两者大不相同的可能性;
- 低:对效应估计值的确信程度有限:真实值可能与估计值大不相同;
- 极低:对效应估计值几乎没有信心:真实值很可能与估计值大不相同。

参 考 文 献

1. 中华医学会精神科分会 . 中国精神障碍分类与诊断标准 [S]. 3 版 . 济南:山东科学技术出版社 , 2001.

2. MANSFIELD D R, MCEVOY R D. Sleep disorders: a practical guide for Australian health care practitioners [J]. MJA, 2013, 199 (8): S1-S40.

3. WILSON S J, NUTT D J, ALFORD C, et al. British association for psychopharmacology consensus statement on evidence-based treatment of insomnia, parasomnias and circadian rhythm disorders [J]. J Psychopharmacol, 2010, 24 (11): 1577-1601.

4. National Institutes of Health. NIH state-of-the-science conference statement on manifestations and management of chronic insomnia in adults. Bethesda, USA: National Institutes of Health, 2005.

5. 中华医学会精神病学分会 , 中国睡眠研究会 . 中国失眠防治指南 [S]. 北京:人民卫生出版社 , 2012.

6. 中华医学会神经病学分会睡眠障碍学组 . 中国成人失眠诊断与治疗指南 [J]. 中华神经科杂志 , 2012, 45 (7): 534-540.

7. BUYSSE D J, REYNOLDS C F, MONK T H, et al. The Pittsburgh sleep quality index: a new

instrument for psychiatric practice and research [J]. J Psychiatr Res, 1989, 28 (2): 193-213.

8. BASTIEN C H, VALLIERES A, MORIN C M. Validation of the insomnia severity index as an outcome measure for insomnia research [J]. Sleep Med, 2001, 2: 297-307.

9. YANG M, MORIN C M, SCHAEFER K, et al. Interpreting score differences in the insomnia severity index: using health-related outcomes to define the minimally important difference [J]. Curr Med Res Opin, 2009, 25 (10): 2487-2494.

10. SOLDATOS C R, DIKEOS D G, PAPARRIGOPOULOS T J. Athens insomnia scale: validation of an instrument based on ICD-10 criteria [J]. J Psychosom Res, 2000, 48 (6): 555-560.

11. 肖卫东, 刘平, 马弘, 等. 睡眠障碍评定量表的信度和效度分析 [J]. 中国心理卫生杂志, 2007, 21 (1): 41-42, 51.

12. 李建明. 睡眠状况自评量表 (SRSS) 简介 [J]. 中国健康心理学杂志, 2012, 20 (12): 1851.

13. SPIEGEL R. Sleep and sleepiness in advanced age [M]. Lancaster, UK: M. T. P Press, 1981.

14. ZUNG W W. A self-rating depression scale [J]. Arch Gen Psychiatry, 1965, 12: 63-70.

15. ZUNG W W. A rating instrument for anxiety disorders [J]. Psychosomatics, 1971, 12 (6): 371-379.

16. HAMILTON M. A rating scale for depression [J]. J Neurol Neurosurg Psychiatry, 1960, 23: 56-62.

17. HAMILTON M. The assessment of anxiety states by rating [J]. Br J Med Psychol, 1959, 32 (1): 50-55.

18. WARE J E, SHERBOURNE C D. The MOS 36-item short-form health survey (SF-36): I. conceptual framework and item selection [J]. Medical Care, 1992, 30 (6): 473-483.

19. The WHOQOL Group. Development of the World Health Organization WHOQOL-BREF quality of life assessment [J]. Psychol Med, 1998, 28 (3): 551-558.

20. JOHNS M W. A new method for measuring daytime sleepiness: the Epworth Sleepiness Scale [J]. Sleep, 1991, 14 (6): 540-545

21. 国家中医药管理局. 中医病症诊断疗效标准 [S]. 南京: 南京大学出版社, 1995.

22. 中华人民共和国卫生部. 中药新药临床研究指导原则 [S]. 北京: 人民卫生出版社, 1993.

23. BUSNER J, TARGUM S D. The clinical global impressions scale: applying a research tool in clinical practice [J]. Psychiatry, 2007, 4 (7): 28-37.

第五章　中药治疗失眠的临床研究证据

导语:中药普遍应用于失眠的临床治疗,而且也涌现了许多相关的临床研究。本章对目前中药治疗失眠的疗效和安全性的临床研究文献进行系统综述与证据质量评价。最终共纳入378项中药治疗失眠的临床研究,其中包括241种不同的中药复方和263味不同的中药。荟萃分析(Meta分析)的结果表明,中药在改善失眠患者的主观睡眠质量和参数方面具有一定的疗效,且较为安全。

一、现有系统评价

既往有五篇系统综述评价了单用中药或中药联合常规西药治疗失眠的疗效。张博翔研究发现中药治疗失眠的有效率高于苯二氮䓬类药物,且Meta分析的结果同质性较好[1]。然而,质量评价提示纳入的研究少有正确应用随机分配、样本量计算及统计分析的例子[1],且未见严谨的失眠诊断标准、双盲设计、不良反应监测和长时间的随访等。史亚祥等人于2010年发表的论文[2]亦提示,中药治疗失眠的有效率明显高于单用西药,但存在中等程度的异质性和偏低的方法学质量。

2012年,Yeung WF等的系统评价[3]提示,将Jadad量表评分大于3分的随机对照试验合并进行Meta分析,中药组的总有效率与安慰剂组或西药组不存在统计学显著差异;中药组的不良反应发生率与安慰剂不存在显著差异,并明显低于西药组。但由于纳入的研究较少,且方法学质量不高,仍未能得到确切的结论。CHEN F P等[4]对中药辨证论治失眠的临床研究进行综述,结果提示中药组的有效率相对较高,但由于纳入的研究缺乏对研究设计及辨证论治过程的清晰阐述,为得到明确的结论还有待进一步的高质量研究验证。2013年杨伟霞等的系统评价[5]提示中药联合西药治疗失眠的有效率高于单独使用西药,但存在中等程度的异质性与一定的发表偏倚。

综上所述,既往的系统评价均表明中药治疗失眠具有一定的疗效,但还存在一些研究设计的问题,例如:几乎所有的研究都将有效率作为疗效评价指标,而该有效率未得到信度和效度的评价;而且很大部分未采用Cochrane偏倚风险评估工具评估纳入研究的方法学质量。

二、临床研究文献特征

(一)基本特征总结

中英文数据库共检出47 396篇文献。在除重与筛选后,共有378项临床研究、共33 102名受试者纳入本综述(图5-1)。其中有270项随机对照试验[H1~H270]、17项非随机对照试验[H271~H287]、91项非对照研究[H288~H378]。所有报道均为在中国大陆开展的临床研究。受试者的失眠病史为1个月~35年,年龄15~92岁。其中,323项研究针对原发性失眠,而55项针对共病性失眠。失眠的伴随疾病包括慢性肾脏病、脑血管疾病、高血压、胃肠道疾病、更年期综合征、糖尿病、癌症、慢性疲劳综合征等。有142项研究报道了中医证型,最常见的证型为:痰热内扰、心脾两虚、阴虚火旺。

(二)中药疗法总结

在所有纳入的研究中,单独使用中药治疗失眠的研究有302项,中药联合常规疗法(如药物和心理疗法)的研究有76项。除外7项研究的给药方式是沐足或沐足联合口服,其余研究均为口服给药[H28,H56,H210,H211,H218,H271,H330]。口服中药剂型包括汤剂、口服液、胶囊、颗粒剂、丸剂和片剂。共纳入了241条中药方剂与263种中药。最常见的方剂为温胆汤(35项研究),酸枣仁汤(14项研究),归脾汤(13项研究),血府逐瘀汤(10项研究);使用频次最高的中药依次为酸枣仁、甘草、茯苓、首乌藤、远志。对照的类型包括了空白对照、安慰剂、药物疗法和心理治疗,如失眠的认知行为治疗。

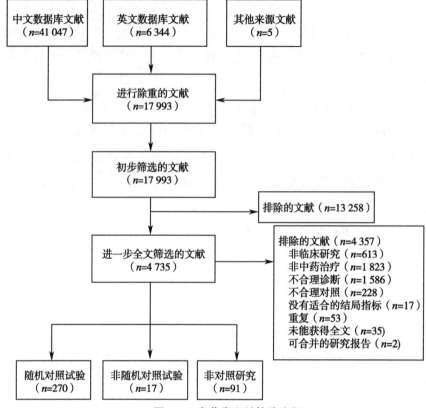

图 5-1　中药类文献筛选流程

三、最新临床研究证据

（一）随机对照试验（RCT）

1. 基本特征

270 个随机对照试验 [H1~H270] 研究了中药对 25 691 名失眠患者的疗效,其中 207 项研究针对单独使用中药,63 项研究针对中药联合常规疗法。多数的研究设计分为两组,亦有 9 项研究为多组设计 [H1,H196,H208,H209,H254,H255,H256,H257,H268],分组包括联合组、中药组、对照组。有 222 项研究针对原发性失眠,48 项研究针对共病性失眠。失眠伴随的疾病包括更年期（11 项）[H15~H25],脑血管疾病（如中风,10 项）[H6~H14,H44],自发性高血压（9 项）[H26~H33,H210],慢性肝炎（7 项）[H34,H35,H39~H42,H211],

2 型糖尿病(4 项)[H2-H5],抑郁症和焦虑症(3 项)[H36,H212,H213],慢性肾脏病(2 项)[H37,H38],慢性胃肠疾病(1 项)[H43] 以及慢性非感染性疾病(1 项)[H1]。

有 231 项研究采用 CCMD-3 作为诊断失眠的标准,其他采用的诊断标准包括:ICSD-2(8 项)、ICD-10(21 项)、DSM-Ⅳ(4 项)和中国精神障碍防治指南(6 项)。患者病史从 1 月~35 年,年龄为 15~80 岁,大多为女性(女 / 男:13 900/10 495;性别未说明:1 296 名)。有 117 项研究描述了中医证型,其中最常见的证型为痰火内扰、心脾两虚、阴虚火旺、心肾不交、肝郁化火。其中,106 项研究根据中医证型纳入受试者;其余的 11 项研究中未在纳入受试者时对证型进行严格限制,但每个受试者都在辨证的基础上进行了个性化治疗。

2. 中药疗法总结

共纳入了 172 条中药方剂,最常用的为温胆汤(表 5-1);使用频次最高的中药是酸枣仁(表 5-2)。大部分研究为中药汤剂口服。其余有 4 项为中药足浴[H28,H210,H211,H218],1 项为口服联合中药足浴[H56]。疗程为 1 周~3 个月,仅有 44 项研究在治疗后进行了随访,最长的随访记录为 6 个月。对照分为西药(232 项研究)、安慰剂(10 项研究)、药物疗法联合心理疗法(8 项研究)、心理疗法(5 项研究)、空白对照(2 项研究)、中药安慰剂联合药物治疗(2 项研究),以及中药安慰剂结合心理治疗(2 项研究)。阳性对照药包括了苯二氮䓬类(BZDs),非苯二氮䓬类(non-BZDs)和选择性 5-羟色胺再摄取抑制剂(SSRIs)。心理治疗对照主要为失眠的认知行为治疗。

表 5-1 随机对照试验中治疗失眠的高频中药方剂

方剂名称	频次	方剂组成
温胆汤	20	半夏、竹茹、枳实、陈皮、茯苓、甘草
酸枣仁汤	13	酸枣仁、知母、茯苓、川芎、甘草
归脾汤	10	白术、茯神、黄芪、龙眼、酸枣仁、人参、木香、甘草、当归、远志
血府逐瘀汤	10	桃仁、红花、当归、生地黄、川芎、赤芍、牛膝、桔梗、柴胡、枳壳、甘草
枣仁安神胶囊	6	酸枣仁、丹参、五味子
参芪五味子片	4	五味子、党参、黄芪、酸枣仁

续表

方剂名称	频次	方剂组成
天王补心丹	4	酸枣仁、柏子仁、当归、天冬、麦冬、生地黄、人参、丹参、玄参、茯苓、五味子、远志、桔梗
舒眠胶囊/片	4	柴胡、酸枣仁、白芍、合欢花、合欢皮、僵蚕、蝉蜕、灯心草
百乐眠胶囊	3	百合、刺五加、首乌藤、合欢花、珍珠母、石膏、酸枣仁、茯苓、远志、玄参、生地黄、麦冬、五味子、灯心草、丹参
参松养心胶囊	3	人参、麦冬、五味子、桑寄生、山茱萸、酸枣仁、丹参、赤芍、土鳖虫、甘松、黄连、龙骨

表 5-2　随机对照试验中治疗失眠的高频中药

中药名称	拉丁名	频次
酸枣仁	*Ziziphus jujuba* Mill. var. *spinosa*（Bunge）Hu ex H. F. Chou	170
甘草	*Glycyrrhiza uralensis* Fisch.，*Glycyrrhiza inflata* Bat.，*Glycyrrhiza glabra* L.	119
茯苓	*Poria cocos*（Schw.）Wolf	99
首乌藤	*Polygonum multiflorum* Thunb.	78
远志	*Polygala tenuifolia* Willd.，*Polygala sibirica* L.	76
当归	*Angelica sinensis*（Oliv.）Diels	71
白芍	*Paeonia lactiflora* Pall.	67
川芎	*Ligusticum chuangxiong* Hort.	64
柴胡	*Bupleurum chinense* DC.，*Bupleurum scorzonerifolium* Willd.	62
丹参	*Salvia miltiorrhiza* Bge.	63
半夏	*Pinellia ternata*（Thunb.）Breit.	60
黄连	*Coptis chinensis* Franch.，*Coptis deltoidea* C. Y. Cheng et Hsiao，*Coptis teeta* Wall.	58
五味子	*Schisandra chinensis*（Turcz.）Baill.	56
生地黄	*Rehmannia glutinosa*（Gaertn.）Libosch.	51
合欢皮	*Albizia julibrissin* Durazz.	49
陈皮	*Citrus reticulata* Blanco	48
龙骨	*Os Draconis*（*Fossilia Ossia Mastodi*）	45
茯神	*Poria cocos*（Schw.）Wolf	39

续表

中药名称	拉丁名	频次
竹茹	*Bambusa tuldoides* Munro, *Sinocalamus beecheyanus*（Munro）McClure var. *Pubescens* P. F. Li, *Phyllostachys nigra*（Lodd.）Munro var. *henonis*（Mitf.）Stapf ex Rendle	39
郁金	*Curcuma wenyujin* Y. H. Chen et C. Ling or *Curcuma Longa* L. or *Curcuma kwangsiensis* S. G. Lee et C. F. Liang or *Curcuma phaeocaulis* Val.	38

3. 偏倚风险评价

所有研究均提到"随机"，但只有 72 项研究报告了随机序列产生的方法，9 项研究实际上是"半随机"[H6,H17,H55,H148,H228,H233,H247,H243,H253]，189 项研究未报告随机化的具体方式。有 6 项研究实施了分配隐藏，包括使用中央随机系统和密封的信封[H60,H152,H201,H204,H205,H207]，其他 264 项研究均未阐述分配隐藏的方法。仅有 13 项研究对受试者设盲[H198~H201,H204~H207,H266~H270]，而有两项研究虽使用安慰剂对照但未描述是否对受试者设盲[H202,H203]。有 10 项研究对研究人员设盲[H198,H199,H201,H204,H205,H207,H266~H269]，有 4 项研究对结局评估者设盲[H201,H266~H268]。有 9 项研究比较特殊，它们对受试者设盲且评价了患者报告结局，但对评价其他结局的临床人员却没有设盲，因此，因结局评价产生的偏倚风险未明确[H3,H198~H200,H204~H207,H269]。有 4 项研究因大量失访与未正确处理丢失数据从而使结局数据不完整，导致存在偏倚高风险[H5,H45,H253,H268]，有 12 项研究难以判断偏倚风险[H2,H42,H60,H67,H95,H148,H153,H199,H202,H225,H255,H269]，其余研究均为低风险。只有一个研究进行了研究方案的注册并报告了所有预先设定的结局指标[H268]，10 项研究仅报告方法部分所描述的部分结局，故认为选择性报告结果所致偏倚为高风险[H25,H56,H105,H167,H206,H213,H241,H248,H250,H257]。表 5-3 总结了偏倚风险评价的结果。

4. 中药的总体疗效

(1) 睡眠质量

1) 匹兹堡睡眠质量指数（PSQI）：有 86 项研究用 PSQI 测量主观睡眠质量。10 项研究的 Meta 分析提示，中药治疗失眠在改善 PSQI 方面优于安慰剂（MD –3.71,95% CI [–5.80,–1.63],I^2=87%)（表 5-4）。2 项停药后随访

(1~4周)的研究结果显示,中药组的 PSQI 仍然显著低于安慰剂组(*MD* –6.30,95% *CI* [–12.58,–0.02],I^2=97%),这提示中药可改善睡眠质量且能在停药后维持药效(表 5-4)。仅有 1 项研究对比中药与心理治疗的效果,结果提示两者在改善 PSQI 上无显著差异(*MD* –1.23,95% *CI* [–2.48,0.01])[H208]。55 项研究的 Meta 分析提示,中药在改善 PSQI 方面总体优于西药(*MD* –2.24,95% *CI* [–2.67,–1.80],I^2=87%)(表 5-4)。51 项研究的亚组分析结果表明,与苯二氮䓬类药物相比,中药在改善 PSQI 方面有显著的优势(*MD* –2.33,95% *CI* [–2.76,–1.90],I^2=95%)。然而,4 项研究的亚组分析结果表明,中药与非苯二氮䓬类药物在改善 PSQI 方面没有显著区别(*MD* –1.11,95% *CI* [–2.63,0.41],I^2=96%)。

表 5-3　中药治疗失眠随机对照试验的偏倚风险评价结果

偏倚风险	低偏倚风险 /n(%)	不清楚 /n(%)	高偏倚风险 /n(%)
随机序列产生	72(26.7%)	189(70.0%)	9(3.3%)
分配隐藏	6(2.2%)	264(97.8%)	0
受试者设盲	13(4.8%)	2(0.7%)	255(94.4%)
研究人员设盲	10(3.7%)	0	260(96.3%)
结局评估者设盲	4(1.5%)	9(3.3%)	257(95.2%)
不完整结局资料	254(94.1%)	12(4.4%)	4(1.5%)
选择性报告结局	1(0.4%)	259(95.9%)	10(3.7%)

表 5-4　中药治疗失眠对匹兹堡睡眠质量指数的效果

对比	研究数 (受试者数)	相对效应 /MD [95% CI]	I^2	纳入的研究
口服中药 vs. 安慰剂	10(955)	–3.71 [–5.80,–1.63]*	87%	H1,H196,H198,H199–H201, H204,H 205,H207,H268
口服中药 vs. 安慰剂(停药 后随访)	2(158)	–6.30 [–12.58,–0.02]*	97%	H199,H205

对比	研究数 (受试者数)	相对效应 /MD ［95% CI］	I^2	纳入的研究
口服中药 vs. 西药	55(5 085)	−2.24［−2.67,−1.80］*	87%	H1，H3，H8，H9，H11， H12，H15，H18，H27，H28， H38，H39，H41，H44，H45， H51，H53~H55，H57，H58， H60，H63，H67，H72，H73， H76，H79，H80，H81，H84， H94，H95，H98，H112，H114， H120~H122，H125，H131， H132，H136，H139，H145， H153，H161，H162，H165， H166，H179，H196，H209， H261，H268
口服中药 vs. 西药(停药后 随访)	4(352)	−3.37［−4.85,−1.89］*	95%	H45，H145，H165，H166
口服中药 vs. 苯二氮䓬类 药物	51(4 682)	−2.33［−2.76,−1.90］*	95%	H1，H3，H8，H9，H11，H12， H15，H18，H28，H38，H39， H41，H44，H45，H51，H53， H55，H57，H58，H60，H63， H67，H72，H73，H76，H79， H80，H81，H84，H94，H98， H112，H114，H120~H122， H125，H131，H132，H136， H139，H153，H161，H162， H165，H166，H179，H196， H209，H261，H268
口服中药 vs. 苯 二 氮 䓬 类 药物(停药后 随访)	3(228)	−3.61［−5.81,−1.40］*	97%	H45，H165，H166
口服中药 vs. 非苯二氮䓬 类药物	4(403)	−1.11［−2.63,0.41］	96%	H27，H54，H95，H145

续表

对比	研究数 （受试者数）	相对效应 /MD ［95% CI］	I^2	纳入的研究
口服中药 + 心理治疗 vs. 心理治疗	6（773）	−2.35［−3.99，−0.72］*	92%	H208，H210，H211，H214， H216，H269
中药沐足 + 心理治疗 vs. 心理治疗	2（208）	−1.36［−3.87，1.16］	84%	H210，H211
口服中药 + 西药 vs. 西药	11（861）	−2.53［−4.03，−1.03］*	96%	H212，H209，H217，H225， H228，H230，H234，H246， H266~H268
口服中药 + 苯二氮䓬类药 物 vs. 苯二氮 䓬类药物	9（665）	−2.56［−4.43，−0.69］*	96%	H209，H217，H228，H230， H234，H246，H266~H268

备注：*有统计学意义。其他对比因只纳入一个研究不适合进行 Meta 分析，故未在此展示。

6 项研究的 Meta 分析结果显示，中药联合心理治疗在改善 PSQI 方面优于单纯使用心理治疗（MD −2.35，95% CI［−3.99，−0.72］，I^2=92%）。2 项研究的亚组分析表明，就 PSQI 而言，加用中药足浴并未显著增加心理治疗在改善 PDQI 方面的获益（MD −1.36，95% CI［−3.87，1.16］，I^2=84）。

11 项研究的 Meta 分析结果表明，中药联合西药治疗在改善 PSQI 方面显著优于单纯应用西药治疗（MD −2.53，95% CI［−4.03，−1.03］，I^2=96%）。9 项研究的亚组分析表明，中药联合苯二氮䓬类药物在改善 PSQI 方面显著优于单纯使用苯二氮䓬类药（MD −2.56，95% CI［−4.43，−0.69］，I^2=96%）。有 1 项研究将中药联合非苯二氮䓬类药物与非苯二氮䓬类药物进行对比，结果提示两者疗效无显著差别（MD −1.15，95% CI［−2.49，0.19]）[H225]。仅有 1 项研究提示中药联合抗抑郁药帕罗西汀比单纯使用帕罗西汀治疗失眠效果更优（MD −3.50，95% CI［−3.97，−3.03]）[H212]（表 5-4）。

2）阿森斯失眠量表（AIS）：有 11 项研究用 AIS 评估睡眠质量。Meta 分析结果提示,中药在改善 AIS 方面显著优于西药治疗(MD –0.91,95% CI [–1.38, –0.44],I^2=78%)[H6,H23,H24,H59,H85,H115,H144,H181,H197,H254,H256]。亚组分析提示,中药疗效显著优于苯二氮䓬类药物(MD –1.31,95% CI [–1.88, –0.73],I^2=75%)[H6,H23,H24,H59,H85,H115,H144,H181,H197],但与非苯二氮䓬类药物对比未呈现显著差异(MD 0.14,95% CI [–0.26,0.54],I^2=0%)[H254,H256]。与单独应用苯二氮䓬类药物治疗失眠相比,加用中药治疗效果更优(MD –0.57,95% CI [–0.95, –0.19],I^2=0%)[H254,H256]。

3)睡眠障碍评定量表(SDRS):有 17 项研究用 SDRS 评估睡眠质量[H13,H29~H31,H54,H79,H120,H147,H165,H172,H173,H176,H191,H221,H247,H252,H253]。14 项研究的 Meta 分析表明,中药比西药在改善 SDRS 方面更有效(MD –2.70,95% CI [–3.50, –1.90],I^2=40%)[H13,H29~H31,H54,H79,H120,H147,H165,H172,H173,H176,H191]。12 项研究的亚组分析结果表明,中药疗效优于苯二氮䓬类药物(MD –3.01,95% CI [–3.74, –2.28],I^2=22%)[H13,H29~H31,H79,H120,H147,H165,H172,H173,H176,H191]。仅有 1 项研究对比中药与非苯二氮䓬类药物的效果,结果提示两者在改善 SDRS 方面没有显著的差异(MD –0.56,95% CI [–2.54,1.42])[H54]。中药联合苯二氮䓬类药物在改善 SDRS 方面优于单独应用苯二氮䓬类药物(MD –2.26,95% CI [–3.71, –0.80],I^2=22%)[H221,H247,H252,H253]。

④睡眠状况自评量表(SRSS):有 6 项研究用 SRSS 评估睡眠质量[H34,H41,H175,H229,H243,H268]。1 项只有 19 名受试者的小样本研究提示,中药与安慰剂相比在改善 SRSS 方面没有显著差异(MD –1.00,95% CI [–5.92,3.92])[H268]。4 项研究的 Meta 分析结果显示,与 BZDs 相比,中药在改善 SRSS 方面效果更优(MD –4.13,95% CI [–6.84, –1.43],I^2=89%)[H34,H41,H175,H268]。

3 项研究的 Meta 分析显示,中药联合西药治疗与单独应用西药相比,在改善 SRSS 方面没有显著差异(MD –2.71,95% CI [–6.72,1.29],I^2=87%)[H268,H243,H229]。2 项研究的亚组分析提示中药联合苯二氮䓬类药物治疗失眠的疗效与单独应用苯二氮䓬类药物无显著差异(MD –3.14,95% CI [–10.35,4.08],I^2=71%)[H243,H268]。仅有 1 项研究对比中药联合非苯二氮䓬类药物与非苯二氮䓬类药物,结果提示中药联合非苯二氮䓬类药物效果更优(MD –1.36,95% CI [–2.51, –0.21])[H229]。

⑤SPIEGEL 睡眠量表（SSQ）：有 7 项研究用 SSQ 评估睡眠质量[H4,H20~H22, H62,H128,H146]。7 项研究的 Meta 分析结果表明，中药与西药在改善 SSQ 方面无显著差异（MD 0.34，95% CI [−1.28，1.96]，I^2=92%）[H4,H20~H22,H62,H128,H146]。然而，6 项研究的亚组分析提示中药的疗效优于苯二氮䓬类药物（MD 1.06，95% CI [0.13，1.99]，I^2=68%）[H4,H21,H22,H62,H128,H146]。但唯一的 1 项对比中药与非苯二氮䓬类药物的研究显示，非苯二氮䓬类药物效果更佳（MD −3.54，95% CI [−4.68，−2.40]）[H20]。

(2) 主观睡眠参数

1）入睡潜伏期（睡眠日志或其他源于患者的报告）：4 项研究的 Meta 分析结果表明，中药在缩短睡眠潜伏期方面优于安慰剂（MD −24.89，95% CI [−36.23，−13.55]，I^2=63%）[H1,H201,H205,H207]。5 项研究的 Meta 分析结果表明，中药在缩短睡眠潜伏期方面亦优于苯二氮䓬类药物（MD −12.36，95% CI [−24.16，−0.55]，I^2=49%）[H1,H58,H90,H148,H166]。

有 4 项研究评价中西医结合治疗失眠对入睡潜伏期的影响[H7,H211,H249,H269]，单个研究或 Meta 分析的结果均显示，中药联合西医治疗并不优于单纯使用苯二氮䓬类药物（MD −4.00，95% CI [−13.95，5.95]）[H7]，非苯二氮䓬类药物（MD −1.93，95% CI [−11.30，7.44]）[H249]，或心理治疗（MD −2.81，95% CI [−7.38，1.77]，I^2=0）[H211,H269]。

2）总睡眠时间（睡眠日志或其他源于患者的报告）：4 项研究的 Meta 分析结果表明，中药组在延长总睡眠时间方面优于安慰剂（MD 1.42，95% CI [0.34，2.50]，I^2=95%）[H1,H201,H205,H207]。10 项研究的 Meta 分析结果表明，中药在延长总睡眠时间方面优于苯二氮䓬类药物（MD 1.03，95% CI [0.44，1.63]，I^2=95%）[H1,H58,H76,H90,H111,H124,H148,H166,H184,H269]。唯一的 1 项研究对比中药联合失眠的认知行为疗法（cognitive behavioral therapy for insomnia，CBT-I）与单独应用 CBT-I 治疗失眠的效果，结果提示两者在改善总睡眠时间方面无显著差异（MD 0.34 小时，95% CI [−0.06，0.74]）[H211]。

3）睡眠效率（睡眠日志或其他源于患者的报告）：2 项研究的 Meta 分析结果表明，与安慰剂相比，中药组能更显著地提高睡眠效率（MD 9.72%，95% CI [6.49，12.96]，I^2=0%）[H201,H207]。4 项研究的 Meta 分析结果表明，中药在提高睡眠效率方面优于苯二氮䓬类药物(MD 15.31,95% CI [6.25,24.38],I^2=88%)[H1,H58,H148,H166]。未发现有关研究评估口服中药联合西医治疗对睡眠效率的影响,而唯一的 1 项研究提示,中药沐足未能增加心理治疗对改善睡眠效率的获益(MD 4.5,95% CI [−2.53,11.53])[H211]。

(3)多导睡眠图

1)睡眠潜伏期:仅有 2 项研究用多导睡眠图评估睡眠潜伏期[H198,H268]。Meta 分析结果提示,中药较安慰剂无显著的优势(MD −0.33 分钟,95% CI [−9.13,8.47],I^2=0%)[H198,H268],与苯二氮䓬类药物相比也无显著差异(MD 14.40 分钟,95% CI [−17.37,46.17])[H268]。中药联合苯二氮䓬类药物在缩短客观睡眠潜伏期方面较单用苯二氮䓬类药物也无额外的获益(MD13.20 分钟,95% CI [−13.20,39.60])[H268]。

2)总睡眠时间:2 项研究的 Meta 分析结果表明,对于多导睡眠图测量的总睡眠时间,中药较安慰剂无显著的差异(MD 6.13,95% CI [−26.84,39.10],I^2=37%)[H198,H268],较苯二氮䓬类药物亦无显著差异(MD13.20,95% CI [−42.27,68.67])[H268],中药联合苯二氮䓬类药物也未显著增加苯二氮䓬类药物的获益(MD 32.80,95% CI [−19.57,85.17])[H268]。

3)入睡后觉醒:对于多导睡眠图测量的入睡后觉醒次数,2 项研究的 Meta 分析提示中药与安慰剂(MD 0.58,95% CI [−3.20,4.37],I^2=50%)[H198,H268]、苯二氮䓬类药物(MD 3.3,95% CI [−2.62,9.22])[H268] 相比疗效均无显著差异。与单独应用苯二氮䓬类药物相比,中药联合苯二氮䓬类药物也未显著减少入睡后觉醒的次数(MD −0.35,95% CI [−5.72,5.02])[H268]。

4)睡眠效率:对于多导睡眠图计算得出的睡眠效率,2 项研究的 Meta 分析结果表明,中药与安慰剂无明显差异(MD 0.48,95% CI [−6.02,6.99],I^2=36%)[H198,H268];中药与苯二氮䓬类药物相比也无明显差异(MD 3.10,95% CI [−10.15,16.35])[H268]。与单独应用苯二氮䓬类药物相比,中药联合苯二氮䓬类药物也未能明显改善睡眠效率(MD 6.90,95% CI [−4.59,18.39])[H268]。

(4)抑郁焦虑量表

1)汉密尔顿抑郁量表(HAMD):2 项研究的 Meta 分析表明,中药较苯二氮䓬类药物,在改善 HAMD 分值上并未呈现显著的优势(MD –1.24,95% CI [–4.19,1.71],I^2=80%)[H13,H31]。Meta 分析也提示,中药联合西药较单纯应用西药也未带来额外的改善 HAMD 分值的获益(MD –0.75,95% CI [–1.63,0.13],I^2=0%)[H212,H247]。具体来讲,加用中药未能增加苯二氮䓬类药物(MD 0.50,95% CI [–2.77,3.77])[H247] 或抗抑郁药(MD –0.85,95% CI [–1.77,0.07])[H212] 在改善 HAMD 分值的获益。

2) 汉密尔顿焦虑量表(HAMA):11 项研究的 Meta 分析结果表明,中药在改善 HAMA 分值方面与苯二氮䓬类药物相比无显著的优势(MD –0.76,95% CI [–1.61,0.10],I^2=70%)[H13,H29~H31,H131,H144,H147,H172,H173,H180,H191]。5 项研究的 Meta 分析结果表明,中药联合西药治疗在改善 HAMA 分值方面明显优于西药单独治疗(MD –1.65,95% CI [–2.27,–1.04],I^2=0%)[H212,H247,H249,H252,H253]。进一步亚组分析发现,中药并未显著增加苯二氮䓬类药物(MD –1.23,95% CI [–2.56,0.10],I^2=0%)[H247,H252,H253] 或非苯二氮䓬类药物改善焦虑的获益(MD –1.94,95% CI [–4.60,0.72])[H249];然而,中药联合抗抑郁药在改善焦虑方面优于单纯使用抗抑郁药(MD –1.76,95% CI [–2.49,–1.03])[H212]。

3) 抑郁自评量表(SDS):7 项研究的 Meta 分析表明,中药在改善 SDS 分值上显著优于苯二氮䓬类药物(MD –4.91,95% CI [–6.48,–3.34],I^2=19%)[H39,H41,H63,H76,H98,H153,H268]。1 项研究因 SDS 的计分方式不同而未纳入 Meta 分析[H42]。另一项研究提示,中药较安慰剂在改善 SDS 方面未有显著的优势(MD 1.50,95% CI [–8.81,11.81])[H268]。2 项研究的 Meta 分析提示,中药并不能在改善 SDS 方面为苯二氮䓬类药物治疗带来额外的获益(MD –1.63,95% CI [–3.89,0.63],I^2=0%)[H267,H268]。仅有的一项研究发现,中药联合心理治疗和抗抑郁药在改善 SDS 方面并未显著优于心理治疗和抗抑郁药治疗(MD 3.18,95% CI [–2.23,8.59])[H213]。

4) 焦虑自评量表(SAS):9 项研究的 Meta 分析结果表明,中药在改善 SAS 分值方面优于苯二氮䓬类药物(MD –4.19,95% CI [–5.83,–2.55],I^2=62%)[H39,H41,H42,H76,H83,H98,H131,H153,H268]。仅有的 1 项研究提示,中药与安慰剂在改善 SAS 分值方面无显著差异(MD 0.50,95% CI [–10.29,11.29])[H268]。2 项研究的 Meta 分析表明,与单独应用苯二氮䓬类药物相比,联合中药治疗未能显著增加改善 SAS 分值的获益(MD –1.20,95% CI［–4.96,2.55］,I^2= 14%)[H267,H268]。而且,加用中药也未能显著增加心理治疗联合抗抑郁药改善 SAS 分值的获益(MD –2.30,95% CI［–6.80,2.20］)[H213]。

(5) 日间功能障碍

只有 2 项研究评价治疗对失眠患者日间功能障碍的影响[H222,H242]。这 2 项研究的 Meta 分析结果表明,与单用苯二氮䓬类药物相比,联合中药可降低日间功能障碍的发生(RR 0.64,95% CI［0.52,0.79］,I^2=0%)[H222,H242]。

(6) 生活质量

共有 3 项研究测量了治疗对失眠患者生活质量的影响,然而未采用任何与失眠特异性的生活质量量表。一项研究提示,中药与苯二氮䓬类药物相比,在改善中华生存质量量表方面有显著的优势(MD 10.27,95% CI［7.44,13.10］)[H63]。另一项研究尽管无报告总分的改变,但简明健康状况调查问卷(F-36)不同维度的数据提示,中药无论是否联合苯二氮䓬类药物,在改善生活质量方面均优于单纯应用苯二氮䓬类药物[H209]。另有 4 项研究[H95,H202~H204]均采用世界卫生组织生存质量测定量表——简表作为结局指标,因无报告总分值故无法合并;但每个研究的作者均声称中药在改善生活质量方面优于安慰剂和非苯二氮䓬类药物。

(7) 医生评价结果

临床总体印象量表——严重程度(CGI-S):3 项研究的 Meta 分析提示,中药在改善 CGI-S 方面不明显优于苯二氮䓬类药物(MD 0.10,95% CI［–0.20,0.41］,I^2=0%)[H163,H172,H180]。2 项研究的 Meta 分析提示,加用中药仍未能显著增加苯二氮䓬类药物在改善 CGI-S 方面的获益(MD –0.14,95% CI［–0.67,0.39］,I^2=53%)[H252,H253]。

(8) 有效率

共有 241 项研究采用有效率评价治疗失眠的疗效;然而,大多数研究中的有效率定义并不清晰,也未经验证。为使结果更可靠,本书仅参照《中药新药治疗失眠的临床研究指导原则》[6]和《中医病证诊断疗效标准》[7]制定的有效率数据进行 Meta 分析。

1)有效率(参考《中药新药治疗失眠的临床研究指导原则》):由 74 项研

究合并的 Meta 分析结果提示,中药治疗失眠在有效率方面优于西药组(RR 1.19,95% CI［1.15,1.23］,I^2=56%)[H2,H5,H9~H12,H17,H18,H36,H43,H47,H48,H50,H52,H55, H56,H63,H66,H69~H77,H82,H83,H86,H88,H89,H91,H92,H94,H96,H97,H104~H110,H112,H118,H119,H121,H122,H127, H129,H130,H133,H134,H136,H137,H139,H140,H144,H151,H152,H155,H156,H158,H161,H162,H168,H170,H171,H181, H183,H184,H186~H188]。亚组分析提示,中药亦优于苯二氮䓬类药物(RR 1.19,95% CI［1.15,1.23］,I^2=55%)[H2,H5,H9~H12,H17,H18,H43,H47,H48,H50,H52,H55,H56,H63,H66,H69~H77, H82,H83,H86,H88,H89,H91,H92,H94,H96,H97,H104~H110,H112,H118,H119,H121,H122,H127,H129,H130,H133,H134, H136,H137,H139,H140,H144,H151,H152,H155,H156,H158,H161,H162,H168,H170,H171,H181,H183,H184,H186~H188]、苯二氮䓬类药物联合抗抑郁药(RR1.65,95% CI［1.21,2.23］)[H36],以及无治疗(RR 1.44,95% CI［1.04,2.00］)[H32]。然而,有 1 项研究提示,中药与心理治疗相比没有显著差异(RR 1.04,95% CI［0.92,1.17］)[H208]。

由 14 项研究合并的 Meta 分析提示,中药联合西药在改善有效率方面优于单纯使用西药(RR 1.26,95% CI［1.18,1.34］,I^2=21%)[H7,H217,H218,H223,H227, H228,H231,H232,H239,H244,H245,H250,H258,H267]。亚组分析提示,中药联合苯二氮䓬类药物优于单独使用苯二氮䓬类药物(RR 1.26,95% CI［1.17,1.34］,I^2=27%)[H7, H217,H218,H223,H228,H231,H232,H239,H244,H245,H250,H258,H267],加用中药也能显著提高非苯二氮䓬类药物治疗组的有效率(RR 1.30,95% CI［1.02,1.67］)[H227]。然而,加用中药未能显著增加心理治疗组的有效率(RR 1.34,95% CI［0.75,2.37］,I^2=89%)[H209,H215],也未能增加心理治疗联合苯二氮䓬类药物的有效率(RR 1.13,95% CI［0.94,1.35］,I^2=58%)[H259,H261,H265]。

2)有效率(参考《中医病证诊断疗效标准》):9 项研究的 Meta 分析结果表明,中药组的有效率明显高于西药组(RR 1.14,95% CI［1.08,1.21］,I^2=0%)[H3,H35,H46,H54,H59,H62,H93,H146,H219]。亚组分析发现,中药组的有效率优于苯二氮䓬类治疗组(RR 1.16,95% CI［1.08,1.23］,I^2=0%)[H3,H35,H46,H59,H62,H93,H146,H219];然而与非苯二氮䓬类相比未显示显著差异(RR 1.06,95% CI［0.90,1.24］)[H54]。仅有 1 项研究对比中药与心理治疗联合西药治疗的疗效,结果提示加用中药效果更优(RR 1.13,95% CI［1.01,1.26］)[H219]。

(9)GRADE 证据质量分级

1)中药 vs. 安慰剂:中药与安慰剂对比治疗失眠的 GRADE 主要结果总

结见表 5-5。中等质量的证据显示,中药在改善主观睡眠质量(PSQI)和睡眠参数(患者报告)方面,均优于安慰剂组。

表 5-5　GRADE 主要结果总结表:中药 vs. 安慰剂

结局指标	受试者数量（研究量）	证据质量（GRADE）	预期的绝对效应	
			安慰剂	中药 vs. 安慰剂（95% CI）
睡眠质量(PSQI) 疗程:平均 6 周	955 (10 RCTs)	⊕⊕⊕○ 中等[1]	10.04 分钟	降低 3.71 分钟 (−5.8,−1.63)
入睡时间(患者报告) 疗程:平均 5 周	478 (4 RCTs)	⊕⊕⊕○ 中等[1]	60.46 分钟	缩短 24.89 分钟 (−36.23,−13.55)
总睡眠时间(患者报告) 疗程:平均 5 周	478 (4 RCTs)	⊕⊕⊕○ 中等[1]	4.86 小时	延长 1.42 小时 (0.34,2.5)
睡眠效率(患者报告) 疗程:平均 6 周	294 (2 RCTs)	⊕⊕⊕○ 中等[2]	70.16%	提高 9.72% (6.49,12.96)
睡后觉醒(患者报告)	无报道			
不良事件	1 272 (8 RCTs)	共有 8 项研究监测安全性。4 项研究未发现不良事件。中药组不良事件包括胃胀(3 例),丙氨酸转氨酶升高(3 例),口干(2 例),胃痛(2 例),腹泻(2 例),眩晕(1 例),手脚麻木(1 例),便秘(1 例)。安慰剂组不良事件包括丙氨酸转氨酶升高(5 例),眩晕(2 例),口干(2 例),便秘(1 例),胃痛(1 例),腹泻(1 例)		
证据降级理由:1.统计学异质性大;2.样本量不足限制结果的精确性				
纳入的研究:睡眠质量:H1,H196,H198,H199~H201,H204,H205,H207,H268;入睡时间:H1,H201,H205,H207;总睡眠时间:H1,H201,H205,H207;睡眠效率:H201,H207;不良事件:H1,H198,H201~H207				

2) 中药 vs. 苯二氮䓬类药物:中药与苯二氮䓬类药物对比治疗失眠的GRADE 主要结果总结见表 5-6。尽管中药在改善主观睡眠质量(PSQI)和睡眠参数(患者报告)方面,均优于苯二氮䓬类药物治疗组,但证据质量为低到极低。

49

表 5-6　GRADE 主要结果总结表：中药 vs. 苯二氮䓬类药物

结局指标	受试者数量（研究数）	证据质量分级（GRADE）	预期绝对效应	
			苯二氮䓬类	中药 vs. 苯二氮䓬类（95% CI）
睡眠质量（PSQI）疗程：平均 4 周	4 682（51 RCTs）	⊕○○○极低[1,2,3]	9.45 分钟	降低 2.33 分钟（−2.76，−1.9）
入睡时间（患者报告）疗程：平均 7 周	499（5 RCTs）	⊕⊕○○低[1,2]	71.21 分钟	缩短 12.36 分钟（−24.16，−0.55）
总睡眠时间（患者报告）疗程：平均 4 周	1 056（10 RCTs）	⊕⊕○○低[1,2]	5.21 小时	延长 1.03 小时（0.44，1.63）
睡眠效率（患者报告）疗程：平均 8 周	419（4 RCTs）	⊕⊕○○低[1,2]	57.41%	提高 15.31%（6.25，24.38）
入睡后觉醒（患者报告）	无报道			
不良事件	8 228（91 RCTs）	91 项研究监测安全性。9 项研究未出现不良事件。82 项研究发生了不良事件，中药治疗组的不良事件共为 54 项，最常见的不良事件包括消化功能障碍如纳呆、排便增多、便秘、腹胀、消化不良		

证据降级理由：1. 未对研究者和研究对象设盲；2. 统计学异质性大；3. 两组比较的平均差小于 3 分，未达临床阈值

纳入的研究：睡眠质量：H1，H3，H8，H9，H11，H12，H15，H18，H28，H38，H39，H41，H44，H45，H51，H53，H55，H57，H58，H60，H63，H67，H72，H73，H76，H79，H80，H81，H84，H94，H98，H112，H114，H120，H121，H122，H125，H131，H132，H136，H139，H153，H161，H162，H165，H166，H179，H196，H209，H261，H268；入睡时间：H1，H58，H90，H148，H166；总睡眠时间：H1，H58，H76，H90，H111，H124，H148，H166，H184，H269；睡眠效率：H1，H58，H148，H166；不良事件：H1~H5，H7，H9，H11~H15，H18，H19，H21~H23，H29，H31，H35，H38~H42，H44，H45，H48，H51，H52，H55~H58，H62，H64，H65，H67，H76，H79，H81，H83~H85，H89，H91，H99，H100，H101，H109~H112，H114~H116，H118，H121，H122，H132，H137，H139，H140，H142~H144，H146~H149，H151，H152，H157，H163~H165，H170~H176，H179，H180，H182，H184，H191，H192，H197，H209

　　3）中药 vs. 非苯二氮䓬类药物：中药与非苯二氮䓬类药物对比治疗失眠的 GRADE 主要结果总结见表 5-7。在 PSQI 所评估的睡眠质量中，两者无统计学显著差异，且证据质量偏低。低质量的证据提示，中药与非苯二氮䓬类药

物在改善主观睡眠质量(PSQI)方面没有显著差异。患者报告的睡眠参数未见研究报道。

表 5-7 GRADE 主要结果总结表：中药 vs. 非苯二氮䓬类药物

结局指标	受试者数 (研究数)	证据质量 (GRADE)	预期绝对效应	
			非苯二氮䓬类 药物	中药 vs. 非苯二氮䓬 类药物(95% *CI*)
睡眠质量(PSQI) 疗程:4 周	403 (4 RCTs)	⊕⊕○○ 低[1,2]	9.25	降低 1.11 分钟 (−2.63,0.41)
入睡时间、总睡 眠时间、睡眠效 率、入睡后觉醒	未见报道			
不良事件	325 (3 RCTs)	3 项研究监测安全性。1 项研究未见不良事件。2 研究共报道了 14 例不良事件,包括口干、头痛、眩晕、恶心、排便增多、便秘、出汗		
证据降级理由:1. 未对研究者和研究对象设盲;2.统计学异质性大				
纳入的研究:睡眠质量:H27,H54,H95,H145;不良事件:H54,H95,H145				

4)中药联合心理疗法 vs. 心理疗法:中药联合心理疗法与心理疗法对比治疗失眠的 GRADE 主要结果总结见表 5-8。联合中药可显著增加心理疗法对主观睡眠质量(PSQI)的获益,但证据质量偏低。此外,低质量的证据显示,联用中药并未显著增加心理疗法对主观睡眠参数的影响。

表 5-8 GRADE 主要结果总结表：中药 + 心理疗法 vs. 心理疗法

结局指标	受试者数 (研究数)	证据质量 (GRADE)	预期绝对效应	
			心理治疗	中药 + 心理治疗 vs. 心理治疗(95% *CI*)
睡眠质量(PSQI) 疗程:平均 6 周	773 (6 RCTs)	⊕⊕○○ 低[1,2]	9.58 分钟	降低 2.35 分钟 (−3.99,−0.72)
入睡时间(患者报告) 疗程:平均 6 周	321 (2 RCTs)	⊕⊕○○ 低[1,3]	32.87 分钟	缩短 2.81 分钟 (−7.38,1.77)
总睡眠时间(患者报告) 疗程:平均 8 周	128 (1 RCT)	⊕⊕○○ 低[1,3]	6.34 小时	延长 0.34 小时 (−0.06,0.74)

续表

结局指标	受试者数（研究数）	证据质量（GRADE）	预期绝对效应	
			心理治疗	中药＋心理治疗 vs. 心理治疗（95% CI）
睡眠效率（患者报告）疗程：平均8周	128（1 RCT）	⊕⊕○○低[1,3]	75.2%	提高4.5%（−2.53,11.53）
入睡后觉醒（患者报告）	未见报道			
不良事件	451（3 RCTs）	3项研究监测不良事件。仅有一项研究发现联合中药治疗后的不良事件,包括普通感冒(2例),肝功能异常(1例),尿红细胞增多(1例)		
证据降级理由：1. 未对研究者和研究对象设盲；2. 统计学异质性大；3. 样本量小限制结果的精确性				
纳入的研究：睡眠质量：H208,H210,H211,H214,H216,H269；入睡时间：H211,H269；总睡眠时间：H211；睡眠效率：H211；不良事件：H215,H126,H269				

5. 具体的中药处方

(1) 温胆汤

共有 20 项研究对温胆汤（加减）治疗失眠的疗效进行了评估[H17,H25,H43,H60,H75,H77,H89,H101,H103,H104,H126,H140,H169,H190,H206,H224,H226,H236,H241,H258]。共有 7 项研究均参照《中药新药治疗失眠的临床研究指导原则》拟定有效率,它们的 Meta 分析提示,温胆汤的疗效优于苯二氮䓬类药物（RR 1.179 5% CI [1.06,1.29], I^2=40%)[H17,H43,H77,H89,H104,H140],而加用温胆汤并未提高心理治疗联合苯二氮䓬类药物对失眠的改善（RR1.11,95% CI [0.96,1.27]）[H258]。

(2) 酸枣仁汤

共有 13 项研究对酸枣仁汤（加减）治疗失眠的疗效进行了评估[H34,H35,H39,H42,H92,H128,H150,H156,H182,H223,H229,H252,H257]。

1)睡眠质量：2 项研究的 Meta 分析结果表明,酸枣仁汤较苯二氮䓬类药物能更显著降低 PSQI 分值（MD −2.88,95% CI [−3.63,−2.14],I^2=0%)[H34,H39]。单项研究结果表明,在 SRSS、SSQ 与 SDRS 所测量的睡眠质量方面,酸枣仁汤亦优于苯二氮䓬类药物（MD −1.82,95% CI [−2.75,−0.89];MD 1.58,95% CI [0.84,2.32];MD −2.28,95% CI [−4.20,−0.36]）[H34,H128,H252]。另有一项研究提示,在 SRSS 测量的睡眠质量方面,酸枣仁汤联合非苯二氮䓬类药物优于

单纯应用非苯二氮䓬类药物(MD –1.36,95% CI [–2.51,–0.21])[H229]。

2) 医生评价结果:应用 CGI-S 和有效率(《中药新药治疗失眠的临床研究指导原则》《中医病证诊断疗效标准》)评价疗效的研究中,酸枣仁汤均未显示出与苯二氮䓬类药物的显著差异(MD –0.47,95% CI [–1.09,0.15][H252];RR 1.10,95% CI [0.99,1.22],I^2=0%[H92,H156];RR1.01,95% CI [0.78,1.31][H35])。

3) 抑郁焦虑量表:2 项研究的 Meta 分析表明,在 SAS 测量的焦虑状态评分方面,酸枣仁汤与苯二氮䓬类药物没有显著差异(MD –1.34,95% CI [–2.80,0.11],I^2=18%)[H39,H42]。在 SDS 测量的抑郁状态评分方面,酸枣仁汤较苯二氮䓬类药物有明显的优势(MD –5.59,95% CI [–8.04,–3.14])[H39]。应用 HAMA 测量焦虑状态的一项研究表明,与单独应用苯二氮䓬类药物相比,联合酸枣仁汤治疗没有增加更多的获益(MD –0.21,95% CI [–2.69,2.27])[H252]。

(3) 血府逐瘀汤

共有 10 项研究对血府逐瘀汤(加减)治疗失眠的疗效进行了评估[H2,H11,H40,H41,H85,H86,H136,H137,H148,H239]。

1) 睡眠质量:4 项研究的 Meta 分析结果表明,血府逐瘀汤(加减)较苯二氮䓬类药物能更显著地降低 PSQI 分值(MD –2.11,95% CI [–3.22,–1.00],I^2=65%)[H11,H41,H86,H136]。其他测量睡眠质量的研究结果不一,而且研究数目较少。其中一项研究用 AIS 测量睡眠质量,发现血府逐瘀汤与苯二氮䓬类药物没有显著差异(MD –0.20,95% CI [–1.87,1.47])[H85];而采用 SRSS 则发现血府逐瘀汤更优(MD –5.36,95% CI [–7.19,–3.53])[H41]。

2) 主观睡眠参数:仅有一项研究对主观睡眠参数进行了评估[H148]。结果表明,与苯二氮䓬类药物相比,血府逐瘀汤并没有更显著地缩短入睡时间(MD –4.41,95% CI [–19.30,10.48]),或延长总睡眠时间(MD 0.08,95% CI [–0.39,0.55]),或提高睡眠效率(MD1.50,95% CI [–5.35,8.35])。

3) 抑郁焦虑量表:只有一项研究评估抑郁与焦虑[H41],它采用的是 SAS 与 SDS。结果表明,血府逐瘀汤较苯二氮䓬类药物能更好地改善 SAS 与 SDS 分值(MD –5.20,95% CI [–6.81,–3.59];MD –5.27,95% CI [–7.61,–2.93])。

4) 医生评价结果:根据《中药新药治疗失眠的临床研究指导原则》拟定

的有效率,5 项研究的 Meta 分析提示,血府逐瘀汤优于苯二氮䓬类药物(RR 1.17,95% CI [1.09,1.26],I^2=0%)[H2,H11,H86,H136,H137]。单独的一项研究也表明,联用血府逐瘀汤在提高有效率方面优于单独应用苯二氮䓬类药物(RR 1.40,95% CI [1.11,1.76])[H239]。

(4) 归脾汤

10 项研究对归脾汤(加减)治疗失眠的疗效进行了评价[H70,H80,H96,H97,H124,H164,H227,H242,H244,H263]。以 PSQI 作为结局指标的一项研究发现,归脾汤优于苯二氮䓬类药物(MD -1.80,95% CI [-2.72,-0.88])[H80];而归脾汤在延长总睡眠时间方面则与苯二氮䓬类药物无显著差异(MD 0.37 小时,95% CI [-0.33,1.07])[H124]。3 项研究的 Meta 分析提示[H70,H96,H97],归脾汤较苯二氮䓬类药物未能更显著地提高有效率(《中药新药治疗失眠的临床研究指导原则》)(RR 1.16,95% CI [0.97,1.38],I^2=78%);而 2 项研究的 Meta 分析提示,联用归脾汤能提高苯二氮䓬类药物的有效率(RR 1.33,95% CI [1.07,1.64],I^2=0%)[H224,H227]。

(5) 天王补心丹

共有 4 项研究对天王补心丹治疗失眠的疗效进行了评估[H67,H71,H72,H177]。2 项研究的 Meta 分析结果表明,天王补心丹在减少 PSQI 分值方面显著优于苯二氮䓬类药物(MD -0.98,95% CI [-1.70,-0.27],I^2=88%)[H67,H72]。而在提高有效率(《中药新药治疗失眠的临床研究指导原则》)方面,天王补心丹较苯二氮䓬类药物则未呈现出显著的优势(RR 1.23,95% CI [0.92,1.64],I^2=61%)[H71,H72]。

6. 中成药

(1) 枣仁安神胶囊

共有 6 项研究对枣仁安神胶囊(成分:酸枣仁、丹参、五味子)治疗失眠的疗效进行了评估[H57,H84,H116,H172,H174,H196]。用 PSQI 来评价睡眠质量,单项研究结果表明枣仁安神胶囊优于安慰剂(MD -0.90,95% CI [-1.56,-0.24])[H196];3 项研究的 Meta 分析表明,枣仁安神胶囊较苯二氮䓬类药物没有显著差异(MD 0.47,95% CI [-0.43,1.36],I^2=85%)[H57,H84,H196],以 SRSS 评价睡眠质量,枣仁安神胶囊优于苯二氮䓬类药物(MD -3.20,95% CI [-5.92,-0.48])[H172]。以 HAMA 评价焦虑状态,枣仁安神胶囊与苯二氮䓬类相比未见明显差异

(MD 1.08, 95% CI [−1.05, 3.21])[H172]。枣仁安神胶囊与苯二氮䓬类药物相比，在减轻 CGI-S 方面未有显著的优势（MD 0.18, 95% CI [−0.27, 0.63]）[H172]。

(2) 乌灵胶囊

5 项研究对乌灵胶囊（成分：乌灵菌）治疗失眠的疗效进行了评估[H119,H120,H165,H204,H221]。一项研究用 PSQI 评估睡眠质量，结果提示乌灵胶囊与安慰剂对比没有显著优势（MD −0.07, 95% CI [−0.98, 0.84]）[H204]。Meta 分析表明，乌灵胶囊在减少 PSQI 分值方面优于苯二氮䓬类药物（MD −2.34, 95% CI [−3.45, −1.23], I^2=96)[H120,H165]，在改善 SDRS 方面优于苯二氮䓬类药物（MD −4.41, 95% CI [−5.46, −3.36], I^2=0%)[H120,H165]，在提高有效率（《中药新药治疗失眠的临床研究指导原则》）方面也有同样的优势（RR 1.53, 95% CI [1.14, 2.05]）[H119]。单独的一项研究表明，与单独应用苯二氮䓬类药物相比，联合乌灵胶囊在改善 SDRS 方面效果更佳（MD −3.70, 95% CI [−6.63, −0.77]）[H221]。

(3) 参芪五味子片

4 项研究对参芪五味子片（成分：党参、黄芪、五味子、酸枣仁）治疗失眠的疗效进行了评估[H144,H146,H259,H265]。无论是用 AIS（MD −0.90, 95% CI [−1.39, −0.41]）[H144] 还是用 SSQ（MD 1.76, 95% CI [0.66, 2.86]）[H146] 评价睡眠质量，参芪五味子片均优于苯二氮䓬类药物。此外，参芪五味子片较苯二氮䓬类药物能更好地降低 HAMA 分值（MD −3.52, 95% CI [−6.55, −0.49]）[H144]。根据《中药新药治疗失眠的临床研究指导原则》拟定的有效率，单项研究的结果提示，参芪五味子片总体上优于苯二氮䓬类药物（RR 1.80, 95% CI [1.00, 3.23]）[H144]；然而 Meta 分析提示，联用参芪五味子片并未显著增加心理治疗结合苯二氮䓬类药物对有效率的提高（RR 1.08, 95% CI [0.82, 1.42], I^2=72%)[H259,H265]。另有一项研究参考《中医病证诊断疗效标准》拟定的有效率，结果提示参芪五味子与苯二氮䓬类药物没有显著差异（RR1.16, 95% CI [0.96, 1.41]）[H146]。

(4) 舒眠制剂

共有 4 项研究对舒眠制剂（成分：柴胡、酸枣仁、合欢花、白芍、合欢皮、僵蚕、蝉蜕、灯心草）治疗失眠的疗效进行了评估，其剂型包括舒眠胶囊[H48,H52,H251]和舒眠片[H99]。仅有 2 项研究的结果可以进行合并，Meta 分析提示舒眠胶囊并不优于苯二氮䓬类药物（RR 0.92 [0.76, 1.11], I^2=0%)[H48,H52]。

(5) 百乐眠胶囊

3 项研究对百乐眠胶囊治疗失眠的疗效(成分:百合、刺五加、首乌藤、合欢花、珍珠母、酸枣仁、远志、玄参、地黄等)进行了评估[H12,H247,H254]。一项研究用 PSQI 评估睡眠质量,结果表明百乐眠胶囊较苯二氮䓬类药物能更大程度地改善睡眠质量(MD –1.40,95% CI [–2.53, –0.27])[H12];一项用 SDRS 评估睡眠质量的研究表明,加用百乐眠胶囊能提高单纯应用苯二氮䓬类药物的效果(MD –3.70,95% CI [–7.26, –0.14])[H247];一项用 AIS 评估失眠的研究表明,在改善睡眠质量方面,百乐眠胶囊与非苯二氮䓬类药物相比没有显著差异(MD 0.20,95% CI [–0.31, 0.71])[H254],然而百乐眠胶囊联合非苯二氮䓬类药物则优于单纯应用非苯二氮䓬类药物(MD –0.60,95% CI [–1.08, –0.12])[H254]。在改善焦虑与抑郁方面,单项研究的结果表明,百乐眠胶囊联合苯二氮䓬类药物并不优于单独应用苯二氮䓬类药物(HAMA:MD –2.50,95% CI [–5.29, 0.29];HAMD:MD 0.50,95% CI [–2.77, 3.77]))[H247]。根据《中药新药治疗失眠的临床研究指导原则》拟定的有效率,单项研究结果表明,百乐眠胶囊较苯二氮䓬类药物并没有显示出明显的优势(RR 1.16 95% CI [0.97, 1.38])。

7. 中医个体化辨证论治

中医个体化辨证论治是指根据患者的个人证型灵活给予中药方剂治疗,亦可根据症状的改变进行中药药味的加减。共纳入 11 项对个体化辨证论治失眠的疗效进行评估的研究[H4,H31,H46,H105,H147,H151,H185,H191,H219,H264]。

(1) 睡眠质量

4 项研究的 Meta 分析提示,中药个体化辨证论治失眠较苯二氮䓬类药物在降低 PSQI 分值方面有显著的优势(MD –2.33,95% CI [–3.52, –1.14],I^2=0%)[H13,H31,H147,H191]。一项用 SSQ 评估睡眠质量的研究发现,联用中药个性化辨证论治并不优于单独应用苯二氮䓬类药物(MD 0.90,95% CI [–1.89, 3.69])[H4]。

(2) 抑郁焦虑量表

4 项研究的 Meta 分析提示,中药个体化辨证论治在降低 HAMA 分值方面并不优于苯二氮䓬类药物(MD –1.13,95% CI [–2.68, 0.42],I^2=77%)[H191,H31,H13,H147]。2 项研究的 Meta 分析提示,在降低 HAMD 分值方面,中药个体化辨证论治也不具有显著优势（*MD* –1.24,95% *CI*［–4.19,1.71］,I^2=80%)[H13,H31]。

（3）医生评价结果

2 项研究根据《中药新药治疗失眠的临床研究指导原则》拟定有效率,Meta 分析结果表明中药个性化辨证论治失眠的疗效明显优于苯二氮䓬类药物（*RR* 1.26,95% *CI*［1.11,1.43］,I^2=0)[H105,H151]。一项研究根据《中医病证诊断疗效标准》拟定有效率评价疗效发现,中药个体化辨证论治与苯二氮䓬类药物相比不具有显著优势（*RR* 1.10,95% *CI*［0.96,1.25］)[H46]；而个性化辨证治疗联合西药则显著优于单独应用西药（*RR* 1.13,95% *CI*［1.01,1.26］)[H219]。

8. GRADE 证据质量分级

（1）温胆汤 vs. 苯二氮䓬类药物

温胆汤与苯二氮䓬类药物对比治疗失眠的 GRADE 主要结果总结见表 5-9。目前的证据显示,温胆汤较苯二氮䓬类药物在改善失眠方面具有显著的优势,但证据质量较低。

表 5-9　GRADE 主要结果总结表：温胆汤 vs. 苯二氮䓬类药物

结局指标	受试者数（研究数）	证据质量（GRADE）	相对效应	预期绝对效应	
				苯二氮䓬类药	温胆汤 vs. 苯二氮䓬类药（95% *CI*）
睡眠质量（替代指标：有效率）平均疗程：4 周	492（6 RCTs）	⊕⊕○○低[1,2]	*RR* 1.17（1.06,1.29）	766/1 000 人	提高 130/1 000 人（46,222）
入睡时间、总睡眠时间、睡眠效率、入睡后觉醒	均未报道				
不良事件	355（4 RCTs）	4 项研究监测安全性。只有 1 项研究报道温胆汤治疗后的不良事件,即谷丙转氨酶升高 3 例			
证据降级理由：1. 未对研究者、受试者、结局评估者实施盲法；2. 未发现用 PSQI 测量睡眠质量,只能采用替代指标					
纳入的研究：睡眠质量：H17,H43,H77,H89,H104,H140；不良事件：H89,H101,H140,H206					

(2) 酸枣仁汤 vs. 苯二氮䓬类药物

酸枣仁汤与苯二氮䓬类药物对比治疗失眠的 GRADE 主要结果总结见表 5-10。目前的证据显示,酸枣仁汤较苯二氮䓬类药物在改善睡眠质量方面有显著的优势,然而证据质量极低。

表 5-10　GRADE 主要结果总结表:酸枣仁汤 vs. 苯二氮䓬类药物

结局指标	受试者数（研究数）	证据质量（GRADE）	预期绝对效应	
			苯二氮䓬类药物	酸枣仁汤 vs. 苯二氮䓬类药物（95% CI）
睡眠质量（PSQI）平均疗程:3 周	250（2 RCTs）	⊕○○○极低[1,2,3]	11.95 分	降低 2.88 分（−3.63,−2.14）
入睡时间、总睡眠时间、睡眠效率、入睡后觉醒	未报道			
不良事件	352（4 RCTs）	4 项研究监测安全性。1 项研究未发现任何不良事件。2 项发现不良事件的研究提示,经酸枣仁汤治疗后可出现头痛和眩晕(3 例)、便秘(1 例)、恶心(1 例)、嗜睡和眩晕(1 例)、纳呆和疲劳(1 例)		
证据降级理由:1. 受试者和研究人员未实施盲法;2. 样本量不足限制结果的精确性;3. 两组比较的平均差小于 3 分,未达临床阈值				
纳入的研究:睡眠质量:H34,H39;不良事件:H35,H39,H42,H182				

(3) 归脾汤 vs. 苯二氮䓬类药物

归脾汤与苯二氮䓬类药物对比治疗失眠的 GRADE 主要结果总结见表 5-11。极低质量的证据显示,归脾汤在改善总体睡眠质量方面优于苯二氮䓬类药物,但低质量的证据提示,在延长总睡眠时间方面两者没有显著差异。

(4) 血府逐瘀汤 vs. 苯二氮䓬类药物

血府逐瘀汤与苯二氮䓬类药物对比治疗失眠的 GRADE 主要结果总结见表 5-12。目前的证据显示,血府逐瘀汤较苯二氮䓬类药物在改善睡眠质量方面具有显著的优势,但证据质量极低。而血府逐瘀汤在改善主观睡眠参数方面与苯二氮䓬类药物相比无显著差异,这部分研究的证据为低质量。

表 5-11　GRADE 主要结果总结表：归脾汤 vs. 苯二氮䓬类药物

结局指标	受试者数（研究数）	证据质量（GRADE）	预期绝对效应	
			苯二氮䓬类药物	归脾汤 vs. 苯二氮䓬类药物（95% *CI*）
睡眠质量（PSQI）平均疗程：8 周	80（1 RCT）	⊕○○○ 极低 [1,2,3]	9.32 分	降低 1.8 分（−2.72，−0.88）
总睡眠时间（患者报告）平均疗程：4 周	100（1 RCT）	⊕⊕○○ 低 [1,2]	6.98 小时	延长 0.37 小时（−0.33，1.07）
入睡时间、睡眠效率、入睡后觉醒	均未报道			
不良事件	40（1 RCT）	仅有 1 项研究监测不良事件，但未发现归脾汤治疗后的不良事件		
证据降级理由：1. 受试者和研究人员未实施盲法；2. 样本量不足限制结果的精确性；3. 两组比较的平均差小于 3 分，未达临床阈值				
纳入的研究：睡眠质量：H80；总睡眠时间：H124；不良事件：H164				

表 5-12　GRADE 主要结果总结表：血府逐瘀汤 vs. 苯二氮䓬类药物

结局指标	受试者数（研究数）	证据质量（GRADE）	预期绝对效应	
			苯二氮䓬类药物	血府逐瘀汤 vs. 苯二氮䓬类药物（95% *CI*）
睡眠质量（PSQI）平均疗程：4 周	386（4 RCTs）	⊕○○○ 极低 [1,2,3]	9.83 分	降低 2.11 分（−3.22，−1）
入睡时间（患者报告）平均疗程：8 周	79（1 RCT）	⊕⊕○○ 低 [1,3]	56.41 分钟	缩短 4.41 分钟（−19.3，10.48）
总睡眠时间（患者报告）平均疗程：8 周	79（1 RCT）	⊕⊕○○ 低 [1,3]	4.92 小时	延长 0.08 小时（−0.39，0.55）
睡眠效率（患者报告）平均疗程：8 周	79（1 RCT）	⊕⊕○○ 低 [1,3]	63.64%	提高 1.5%（−5.35，8.35）
入睡后觉醒	未报道			

续表

结局指标	受试者数（研究数）	证据质量（GRADE）	预期绝对效应	
			苯二氮䓬类药物	血府逐瘀汤 vs 苯二氮䓬类药物（95% *CI*）
不良事件	528（7 RCTs）	7项研究监测安全性。1项研究报告没有发现不良事件,1项研究未发现与血府逐瘀汤治疗相关的不良事件。其余5项报道了血府逐瘀汤治疗组的不良事件,包括胃脘不适(2例)、腹泻(1例)、头痛(1例)		

降级理由:1.受试者和研究人员未实施盲法;2.统计学异质性高;3.样本量不足限制结果的精确性

纳入的研究:睡眠质量:H11,H41,H86,H136;入睡时间:H148;总睡眠时间:H148;睡眠效率:H148;不良事件:H2,H11,H40,H41,H85,H137,H148

9. 有效中药频数分析

按照结局指标和对照组的不同类型对 Meta 分析中显示出有效的中药进行频数分析,结果提示酸枣仁是失眠治疗中使用最高频的中药(表 5-13)。

表 5-13　中药治疗失眠 Meta 分析的有效中药频次总结表

中药 vs. 安慰剂

结局指标	Meta 分析数目	纳入的 RCT 数目	中药	频次
睡眠质量(PSQI)	1	10[a]	酸枣仁	7
			远志	3
			白芍	2
			柴胡	2
			当归	2
			甘草	2
主观睡眠参数(入睡时间、总睡眠时间、睡眠效率)	4	4[b]	酸枣仁	3

续表

中药 vs. 苯二氮䓬类药物				
结局指标	Meta 分析数量	纳入的 RCT 数目	中药	频次
睡眠质量（PSQI、AIS、SRSS、SDRS、SSQ）	5	82[c]	酸枣仁	46
			茯苓	30
			甘草	30
			生地黄	26
			当归	25
			柴胡	23
			首乌藤	23
			远志	23
			白芍	22
			川芎	21
主观睡眠参数（入睡时间、总睡眠时间、睡眠效率）	1	10[d]	首乌藤	5
			酸枣仁	5
			知母	3
			五味子	3
			生地黄	3
			甘草	3
			茯神	3
			茯苓	3
			当归	3
			丹参	3
			柴胡	3
焦虑（HAMA、SAS）	2	20[e]	酸枣仁	17
			茯苓	12
			川芎	10
			甘草	10

续表

结局指标	Meta 分析数量	纳入的 RCT 数目	中药	频次
焦虑（HAMA、SAS）	2	20[e]	当归	9
			生地黄	9
			白芍	8
			大枣	8
			柴胡	7
			党参	7
			浮小麦	7
			牡蛎	7
			石菖蒲	7
			远志	7
抑郁（HAMD、SDS）	2	10[f]	柴胡	4
			石菖蒲	4
			泽泻	4
			珍珠母	4
医生总体评价（有效率——《中药新药治疗失眠的临床研究指导原则》、有效率——《中医病证诊断疗效标准》、CGI-S）	3	83[g]	酸枣仁	63
			甘草	46
			茯苓	40
			当归	32
			首乌藤	32
			远志	30
			川芎	26
			柴胡	24
			五味子	24
			白芍	23

续表

中药 vs. 非苯二氮䓬类药物

结局指标	Meta 分析数量	纳入的 RCT 数目	中药	频次
睡眠质量（PSQI、SDRS、AIS）	3	6[h]	首乌藤	5
			酸枣仁	4
			丹参	4
			茯苓	3
			甘草	3
			远志	2
			五味子	2
			生地黄	2
			麦冬	2
			合欢花	2
			党参	2
			当归	2
			柏子仁	2

中药 + 心理疗法 vs. 心理疗法

结局指标	Meta 分析数量	纳入的 RCT 数目	中药	频次
睡眠质量（PSQI）	1	7[i]	酸枣仁	3
			五味子	3
			远志	2
			山茱萸	2
			龙骨	2
			黄连	2
			甘草	2
			茯苓	2
			丹参	2
			陈皮	2

续表

结局指标	Meta 分析数量	纳入的 RCT 数目	中药	频次
医生总体评价(有效率——《中药新药治疗失眠的临床研究指导原则》)	1	2[j]	酸枣仁	2
			五味子	2

备注:

a. 中药 vs. 安慰剂(PSQI)

b. 中药 vs. 安慰剂(入睡时间),CHM vs. 安慰剂(总睡眠时间),CHM vs. 安慰剂(睡眠效率)

c. 中药 vs. 苯二氮䓬类药物(PSQI),CHM vs. 苯二氮䓬类药物(AIS),CHM vs. 苯二氮䓬类药物(SRSS),CHM vs. 苯二氮䓬类药物(SDRS),CHM vs. 苯二氮䓬类药物(SSQ)

d. 中药 vs. 苯二氮䓬类药物(入睡时间),CHM vs. 苯二氮䓬类药物(总睡眠时间),CHM vs. 苯二氮䓬类药物(睡眠效率)

e. 中药 vs. 苯二氮䓬类药物(HAMA),CHM vs. 苯二氮䓬类药物(SAS)

f. 中药 vs. 苯二氮䓬类药物(HAMD),CHM vs. 苯二氮䓬类药物(SDS)

g. 中药 vs. 苯二氮䓬类药物(有效率——《中药新药治疗失眠的临床研究指导原则》),CHM vs. 苯二氮䓬类药物(有效率——《中医病证诊断疗效标准》),CHM vs. 苯二氮䓬类药物(CGI-S)

h. 中药 vs. 非苯二氮䓬类药物(PSQI),CHM vs. 非苯二氮䓬类药物(SDRS),CHM vs. 非苯二氮䓬类药物(AIS)

i. 中药 + 心理治疗 vs. 心理治疗(PSQI)

j. 中药 + 心理治疗 vs. 心理治疗(有效率——《中药新药治疗失眠的临床研究指导原则》)

10. 安全性

共有 124 项随机对照试验评价了中药的安全性[H1~H5,H7,H9,H11~H15,H18,H19,H21~H23,H29,H31,H32,H35,H38~H42,H44,H45,H48,H51,H52,H54,H55~H58,H62,H64,H65,H67,H76,H79,H81,H83~H85,H89,H91,H95,H99~H101,H109~H112,H114~H116,H118,H121,H122,H132,H137,H139,H140,H142~H149,H151,H152,H157,H163,H164,H165,H170~H176,H179,H180,H182,H184,H191,H192,H197,H198,H201,H202,H204,H205,H206,H207,H209,H212,H213,H215,H216,H221,H225,H229,H230,H235,H236,H241,H243,H245,H247,H248,H253,H262,H263,H264,H266,H267,H269]。其中有 19 项研究没有出现不良事件;30 项研究没有在中药治疗组发现不良事件。105 项研究出现不良事件,其中 70 项研究的不良事件是在中药治疗组出现的。最常见的中药治疗后不良事件与消化系统相关,包括纳呆、腹泻、便秘、腹胀和消化不良。目前未见例如住院、死亡、残疾等严重的不良事件。有 3 项研究使用毒物暴露监测系统(TESS)来评估治疗组的毒性[H44,H165,H209]。有 2 项研究未阐明具体事件[H142,H235]。

（二）基于非随机对照试验的中药临床证据

共纳入 17 项评价中药治疗失眠疗效的非随机对照试验（1 545 名受试者）[H271~H287]，其中 15 项研究评价原发性失眠，2 项研究评价共病性失眠。

受试者的失眠病史为 1 个月 ~34 年，年龄 17~92 岁。在有报道性别人数的研究中，男女的比例为 636/794。其中有 4 项研究报道了中医证型，包括痰热扰心[H275]、心肝火旺[H276]、肝郁化火[H277]、气阴两虚[H282]。有 1 项研究[H283] 未将特定的证型作为纳入排除标准，但它分析了受试者的证型，包括心脾两虚、肝郁血虚、心虚胆怯、痰热内扰、胃气不和。

纳入的研究共评估了 17 条不同的中药复方。除了 1 项研究采用足浴的方法进行治疗[H271]，其余均为口服给药。另有 3 项研究的干预措施为中药联合常规疗法[H285~H287]。纳入的研究涉及了 75 味中药，出现频率最高的是酸枣仁、远志、茯苓、甘草、黄连。对照组为安慰剂的有 2 项研究[H271,H283]，认知行为疗法的仅有 1 项研究[H284]，其他研究的对照组均为苯二氮䓬类药物。

1. 睡眠质量

共有 7 项非随机对照试验评价了中药对睡眠质量的疗效。其中有 4 项研究用匹茨堡睡眠指数作为疗效指标[H275,H277,H283,H284]。这些研究结果提示，中药在改善失眠患者的睡眠质量方面不仅优于安慰剂（MD –5.13，95% CI [–6.36，–3.90]）[H283]，而且优于心理治疗（MD –1.00，95% CI [–1.32，–0.68]）[H284]，而与苯二氮䓬类药物对比则无显著差异（MD 0.84，95% CI [–1.64，3.32]）[H275]。另有 3 项研究以睡眠障碍评定量表作为疗效指标[H273,H281,H285]，研究提示，中药与苯二氮䓬类对比无显著差异（MD –1.21，95% CI [–3.21，0.80]，I^2=1%）[H273,H281]；中药联合苯二氮䓬类药物较单用苯二氮䓬类药物并没有带来更多的获益（MD –0.40，95% CI [–2.75，1.95]）[H285]。

2. 主观睡眠参数

只有 1 项非随机对照试验采用主观睡眠参数作为疗效指标[H271]。研究结果提示，与安慰剂相比，口服中药联合中药沐足可缩短入睡时间（MD –9.83，95% CI [–16.36，–3.30]）、延长总睡眠时间（MD 0.62，95% CI [0.24，1.00]）和提高睡眠效率（MD 5.53，95% CI [2.76，8.30]）。

3. 抑郁焦虑量表

共有 5 项非随机对照试验评估中药对失眠患者抑郁焦虑症状的疗效[H273, H278, H281, H284, H285]，其中以 HAMA 作为疗效指标的有 3 项研究[H273, H281, H285]。这些研究提示，中药与苯二氮䓬类药物对比无显著差异(MD 0.11, 95% CI [−1.23, 1.45], I^2=0)[H273, H281]；中药联合苯二氮䓬类药物较单用苯二氮䓬类药物无附加的益处(MD −1.24, 95% CI [−3.08, 0.60])[H285]。

另有 2 项研究采用 SAS 与 SDS 作为疗效指标[H278, H284]。在改善焦虑方面，中药优于无治疗(MD −1.95, 95% CI [−3.15, −0.75])[H284]与苯二氮䓬类药物(MD −12.95, 95% CI [−15.98, −9.92])[H278]，然而与心理治疗对比则无显著差异(MD −0.54, 95% CI [−1.70, 0.62])[H284]。在改善抑郁方面，中药优于无治疗(MD −2.89, 95% CI [−4.01, −1.77])[H284]、心理治疗(MD −1.47, 95% CI [−2.60, −0.34])[H284]和苯二氮䓬类药物(MD −9.53, 95% CI [−12.69, −6.37])[H278]。

4. 医生评价结果

共有 11 项研究采用医生的总体评价作为疗效指标[H273, H274, H276, H277, H278, H280, H282, H283, H285, H286, H287]。其中，有 2 项研究用 CGI-S 作为评价工具[H273, H285]。这些研究的结果提示，无论是单独应用中药还是中药联合苯二氮䓬类药物，与苯二氮䓬类药物相比均无显著差异(MD 0.08, 95% CI [−0.35, 0.51]; MD 0.08, 95% CI [−0.45, 0.61])[H273, H285]。

另有 9 项研究采用有效率作为评价工具[H274, H276, H277, H278, H280, H282, H283, H286, H287]。根据《中药新药治疗失眠的临床研究指导原则》拟定的有效率，中药优于安慰剂(RR 4.37, 95% CI [1.24, 15.39])[H283]，也优于苯二氮䓬类药物(RR 1.21, 95% CI [1.05, 1.39], I^2=74%)[H274, H276~H278, H280, H282]。联合中药治疗优于单用苯二氮䓬类药物(RR 1.54, 95% CI [1.27, 1.86], I^2=0%)[H286, H287]。多导睡眠仪、日间功能、生活质量这三个疗效指标在非随机对照试验中未见报道。

5. 安全性

共有 10 项研究对中药治疗失眠的安全性进行了评估[H272~H274, H276, H277, H280~H283, H285]。其中有 5 项研究发现，服用中药后无不良事件发生[H272, H274, H277, H280, H282]，而苯二氮䓬类药物治疗组则出现了以下的不良事件，包括耐药性、药物依赖、嗜睡、疲劳、记忆减退、头晕、耳鸣、恶心、纳呆。2 项对失眠 1 号方的研究在中药治疗组发现了嗜睡、头晕头痛、消化不良等不良事件[H273,H285]。一项以中药汤剂联合乌灵胶囊作为干预措施的研究发现,中药组有 3 例与消化功能不良相关的不良事件,苯二氮䓬类药物对照组则出现头晕、心悸、视物模糊、宿醉症状等不良事件[H276]。另一项以活血化瘀安神方作为干预措施的研究发现,中药组有以下不良事件:嗜睡、口干、便秘、出汗、恶心呕吐、腹泻、头晕、纳呆、头痛[H281]。一个以安慰剂作为对照的研究发现,疏肝和胃颗粒治疗组出现排便增多、口渴等不良事件,而对照组未发现任何不良事件[H283]。

(三) 无对照研究

共纳入 91 项无对照研究(5 866 名受试者)[H288~H378]。其中,83 项研究评价了单纯性失眠。其他 8 项研究是评估了共病性失眠,包括失眠合并癌症[H299,H310]、围绝经期失眠[H315,H352,H374]、失眠合并糖尿病[H300]、失眠合并胃病[H342] 和失眠合并慢性疲劳综合征[H340]。CCMD-3 是最常用的失眠临床诊断工具,最常用的结局指标则为有效率。其中有 19 项研究报道了中医证型,包括阴虚火旺、心脾两虚、肝郁化火、阳虚、痰热内扰和肝气郁结。研究的中药方剂多种多样,其中被两个及两个以上研究纳入的方剂包括四逆汤合桂枝甘草龙骨牡蛎汤、温胆汤和丹栀逍遥散。1 项研究评价了个性化中药辨证论治失眠的疗效[H288]。纳入的研究涉及了 151 种中药,出现频次最高的是酸枣仁、甘草、茯苓、首乌藤和远志。

有 2 项研究报道监测不良事件[H302,H333]。一项研究发现服用参松养心胶囊后出现上脘部不适[H302];另一项研究则发现服用乌灵胶囊后出现头晕、胃胀感、口干、胃痛和腹泻、手脚麻木[H333]。

四、主要结果总结

本次纳入中药治疗失眠的研究共 382 项,研究设计方法多为随机对照试验,主要针对单用中药治疗失眠,其次为中药联合常规疗法。最常用的诊断标准为 CCMD-3。大部分受试者为单纯性失眠。最常见的中医证型为痰热内扰。干预措施以口服中药为主。常用的中药方剂为温胆汤,使用最高频次的中药是酸枣仁,最常用的阳性对照为苯二氮䓬类药物。

（一）单独使用中药

与安慰剂相比,中药可改善主观睡眠质量、缩短入睡时间、延长总睡眠时间,以及提高睡眠效率。可能由于中药复方成分不一致,Meta 分析具有中到高等程度的异质性。就安全性而言,整体上中药相对于安慰剂组未显著增加不良事件。根据 GRADE 法进行证据分级,中等质量的证据提示中药能有效且安全地改善失眠患者的主观睡眠。单独的中药方剂与安慰剂比较的证据质量仍有待提高,因为目前的研究数量较少且效应量很小。

与苯二氮䓬类药物相比,中药在提高主观睡眠质量、缩短入睡时间、延长总睡眠时间和提高睡眠效率上具有明显的优势。然而,Meta 分析的结果存在高异质性,且因欠缺盲法设计存在高偏倚风险。相对于非苯二氮䓬类药物,中药在改善睡眠质量方面未呈现优势,同时因为研究数量较少,未能对患者报告的睡眠参数进行有效合并。中药在改善患者自评的焦虑抑郁症状方面优于西药,但在医生他评的抑郁焦虑量表方面却未呈现显著差异。经中药或苯二氮䓬类药物治疗后,两组的失眠严重程度未见明显差异,但中药组的有效率明显高于西药组。其他结局指标,例如生活质量或睡眠监测则因结果较少仍未能得出确切的结论。尽管中药相对于常规治疗的疗效因证据质量的问题未有明确的结论,然而几乎所有的研究均提示中药相对于西药较为安全,且能在一定程度上改善主观睡眠质量和延长睡眠总时间。

与苯二氮䓬类药物相比,中药个体化辨证论治可改善患者的睡眠质量,具有较高的有效率,但由于随机化与盲法实施的不足,存在一定程度的偏倚风险。两组对比的 PSQI 均数差小于 3 分,可能在临床上没有实质意义。此外,中药与心理治疗疗效对比的研究十分匮乏。

中药治疗最常见的不良事件为胃肠功能紊乱,但总体上来讲,中药组的不良事件少于西药组。

（二）中药联合西医疗法

与单独应用心理治疗相比,中药结合心理疗法可更好地改善睡眠质量。但是,Meta 分析的结果异质性高,而且因未对研究者与受试者实施盲法,存在高偏倚风险。此外,以入睡时间、睡眠总时间、睡眠效率和入睡后苏醒次数为结局指标的研究数目有限,故中药结合心理治疗在这些方面的疗效亦不明确。因此总体来讲,中药结合心理疗法的 GRADE 证据质量为"低"。在此类研究中,其他结局指标未见报道。

与单独应用苯二氮䓬类药物相比,联合中药治疗在改善睡眠质量、总睡眠时间和睡眠效率方面更优,但未能显著缩短入睡时间和减少抑郁焦虑症状。在有效率方面,联合中药可以提高苯二氮䓬类药物治疗失眠的有效率。但是,大多数研究存在高偏倚风险,Meta 分析存在一定的异质性,有效率作为评价工具的信度和效度未得到验证,所以应谨慎看待这些研究的结果。此外,仅有一项小样本的研究采用睡眠多导仪评价中药疗效。在此类研究中,其他结局指标仅见零星证据。

中药联合非苯二氮䓬类药物在改善睡眠质量方面未能呈现更多的优势,但不良事件的数量和严重程度没有显著增加。总而言之,中药联合常规疗法尽管呈现一定的优势,但仍有待进一步研究明确结论。

（三）总结

综上所述,当前最佳的证据提示:总体上,口服中药能改善失眠者的睡眠质量和主观睡眠参数,同时有较高的安全性。然而,仍未有充分的证据指向具有明确优势的单个中药处方。此外,尽管中药和常规疗法之间的效果比较仍未有定论,但患者对中药的耐受性更好。当心理疗法、西药和中药在临床上均可选择应用时,医生应当结合患者的偏好进行决策,为患者选择最合适的治疗方案。

参 考 文 献

1. 张博翔. 中西药治疗失眠文献系统质量评价及 Meta 分析 [D]. 广州: 广州中医药大学, 2009.

2. 史亚祥, 陈璇. 中药治疗失眠症临床随机对照试验的 Meta 分析 [J]. 辽宁中医杂志, 2010, 37 (8): 1430-1433.

3. YEUNG W F, CHUNG K F, POON M M, et al. Chinese herbal medicine for insomnia: a systematic review of randomized controlled trials [J]. Sleep Med Rev, 2012, 16 (6): 497-507.

4. CHEN F P, JONG M S, CHEN Y C, et al. Prescriptions of Chinese herbal medicines for insomnia in Taiwan during 2002 [J]. Evid-Based Complement Alternat Med, 2011, 2011: 236341. DOI: 10. 1093/ecam/nep018.

5. 杨伟霞, 杜婕琼, 区佩霞. 中西医结合治疗与单纯西医治疗失眠症疗效的 Meta 分析 [J]. 中国实验方剂学杂志, 2013, 19 (4): 335-338.

6. 中华人民共和国卫生部. 中药新药临床研究指导原则 [S]. 北京: 人民卫生出版社, 1993.

7. 国家中医药管理局. 中医病症诊断疗效标准 [S]. 南京: 南京大学出版社, 1995.

第六章　常用中药的药理作用

　　导语:中药治疗失眠的疗效源于它们所含化合物的活性。本章回顾了现有的实验证据,以阐释随机临床试验中十种最常用的中药可能存在的生物活性。

引言

　　单味中药和中药复方都是通过其有活性的化学组分发挥作用。实验证据有助于阐明中药发挥作用时可能包含的机制。实验研究包括中药在体外和体内的潜在的机制研究。

　　本章阐述了使用量位居前十的中药的实验证据,这为在临床试验中出现的阳性结果提供了生物学依据和可能的解释,这十种常用中药的临床研究证据已在第五章中阐明。它们分别是酸枣仁、茯苓、首乌藤、当归、远志、川芎、丹参、白芍、柴胡、甘草。

方法

　　本章旨在对中药单药及其复方治疗失眠的药理学实验证据进行简要概述。证据来源主要通过检索中药学专著、中药学综述、中药学教材和 PubMed 文献库。此外,为了解尚未发表的正在进行或已完成的临床试验,我们对 PubMed 文献库进行了进一步检索。检索关键词包括每种草药及其组成成分、体外、体内、睡眠、催眠、镇静。筛选标准以研究内容与失眠相关药理学作用机制为主,并同时考虑研究的科学方法以及被引率、发表期刊等多维度因素。实验相关的数据及对试验提炼的摘要在本章中详细论述。

一、酸枣仁

　　为鼠李科植物酸枣的种子。酸枣仁含有的主要化学成分有三萜皂苷类、脂肪酸、多酚、多糖、黄酮类和维生素 C[1,2]。高剂量的酸枣仁、及酸枣仁联合丹参,可以突显其对小鼠的镇静效果,即延长了小鼠戊巴比妥钠阈剂量的睡眠时间和抑制其运动次数[3,4]。与多糖相比,皂苷和黄酮类化合物最有可能导致这些镇静作用[5]。酸枣仁的镇静作用机制可能是调节 γ-氨基丁酸(GABA)的作用[6,7]。研究证实酸枣宁 A 可降低 GABA 受体 a 亚基的表达和增强氨酸脱羧酶(GAD)的表达[6]。GABA 是中枢神经系统主要的抑制性神经递质。同时,GABA$_A$ 受体苯二氮䓬类和巴比妥类药物的主要结合位点。GAD 是生物合成 GABA 的限制酶,其能维持大脑 GABA 的总体水平[8]。

酸枣仁除了具有调节 GABA 作用外,其还被发现具有调节生理节律以及调节 5-羟色胺与组胺的功能。酸枣仁皂苷 A 是酸枣仁皂苷的主要组成成分。大鼠腹腔注射酸枣仁皂苷后的脑电图(EEG)和肌电图(EMG)结果表明其有催眠作用,白天增加总的睡眠时间并出现快速眼动睡眠(REM)时相,而晚上酸枣仁皂苷虽然也会增加总的睡眠时间,但却未出现快速眼动睡眠(REM)时相。这些实验结果表明酸枣仁皂苷可能会影响生理节律[9]。在另一项研究中,酸枣仁皂苷结合 5-羟色胺后睡眠时间显著增加。这可能是由于酸枣仁皂苷对血清素调制激活的作用。酸枣仁皂苷抗失眠潜在的机制包括抑制组胺作用,其证据主要来源于大鼠腹腔渗出细胞研究[10]。

酸枣仁中的活性物质的阿魏酸对大鼠自发活动具有剂量依赖性镇静作用[11]。同时,在大鼠皮质细胞里阿魏酸减少了由谷氨酸所刺激的乳酸脱氢酶的释放,起到了一定程度的神经保护作用。上述机制尚未被证实与失眠有直接的关系,但是研究表明清醒期间谷氨酸浓度会增加[12],因此有理由推测阿魏酸可通过降低谷氨酸的浓度和改善睡眠[13]。

二、茯苓

茯苓的主要成分为三萜类、多糖、少量类固醇、氨基酸、胆碱、组氨酸和钾盐[14]。目前尚未发现茯苓的提取物对睡眠有直接作用机制的实验研究。然而,研究表明上述提取物可以调节炎症因子 IL-6 的释放,同时系统评价表明 IL-6 与睡眠障碍和睡眠时间有关[15,16]。实验证明茯苓的水提取物对大鼠脑神经细胞内游离钙离子(Ca^{2+})有双向调节作用,这说明其可能具有潜在的神经保护作用[17]。

茯苓所含的三萜类化合物,包括茯苓酸、去氢齿孔酸和3β-羟基羊毛甾-7,9(11),24-三烯-21-酸,均可以调控血清素受体的表达[18]。血清素可以支配许多影响睡眠-觉醒行为大脑区域,抑制血清素,诱导睡眠,因此可能对治疗失眠有一定疗效[19-22]。茯苓酸也能抑制小鼠自发活动,并可显著增加GAD蛋白含量[23]。通过增加GAD的浓度,小鼠大脑中GABA水平得到了维持,从而抑制神经传递和诱导睡眠。

三、首乌藤

首乌藤为何首乌的茎。实验研究表明首乌藤的镇静作用不强[24-25]。然而,动物实验表明何首乌的根主要成分二苯乙烯苷可以减少乙酰胆碱的释放,使大脑兴奋性降低,从而使脑电图呈现慢波,降低海马乙酰胆碱酯酶的活性[26-27]。

尽管有关首乌藤有镇静作用的研究结果有限[28],但它可能有抗抑郁的作用。小鼠体内实验表明首乌藤含有的蒽醌类化合物大黄酚具有抗抑郁作用,其抗抑郁作用通过抑制P2X7/NF-κB信号转导途径实现[29]。另一种从何首乌中分离的化合物虎杖苷,已经被验证在大鼠体内具有抗炎活性,并且可以提高血-脑屏障CLDN5蛋白的浓度,表明其具有潜在的神经保护作用。同样地,NF-κB在所建立的鼠细胞模型中能够导致其神经毒性[30],而首乌藤中的黄酮类成分白藜芦醇可以抑制NF-κB等炎症介质激活[31]。

尽管首乌藤对失眠有一定的治疗效果,但研究表明其对人类和动物肝脏有神经毒性[32]。在加工方法上进一步研究表明丙酮单独萃取相对于水煎剂能降低上述毒性的风险[33]。

四、当归

当归主要含有酚类化合物、烷烃类化合物、芳香族化合物、甾醇、挥发油和多糖[34]。日本对当归水提取物的一项研究发现其可以增加苯巴比妥诱导

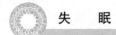

下大鼠的睡眠时间[35]，机制可能是由于增加了 GABA$_A$ 受体的功能[35]。当归的提取物藁本内酯和苯酞可能通过促进小鼠体内的去甲肾上腺素的释放和激活 GABA$_A$ 系统，诱导睡眠[36]。当归中含有的阿魏酸具有神经保护作用[37]。

五、远志

远志含有氧杂蒽酮、皂苷、寡糖多酯和多糖[38,39]。三萜皂苷在小鼠体内已被证实具有抗抑郁作用，其对 5- 羟色胺、去甲肾上腺素和多巴胺转运蛋白具有高度亲和力。三萜皂苷的功能类似于用于治疗抑郁症的 5- 羟色胺和去甲肾上腺素再摄取抑制剂。[40]。同时，三萜皂苷可能具有减少睡眠障碍影响的功效。

远志提取物还能抑制 NF-κB 和 Toll 样受体在小鼠小胶质细胞和细胞质通过血 - 脑屏障时的发生的炎症信号通路，减少多巴胺能神经元的损伤[41,42]。对远志所含的哈尔满碱的研究发现，其有抑制脱氢地西泮的作用，其机制可能是它能够竞争性结合大脑皮质上的苯二氮䓬类受体[43]。哈尔满碱还能抑制乙酰胆碱酯酶的释放，从而减少电压门控钙通道的开放[44]。通过乙酰胆碱酯酶相关通路降低神经元兴奋性的机制还需要进一步研究，以充分阐明远志对失眠的疗效。

六、川芎

川芎的主要组成成分为苯酞，酚酸和生物碱。研究表明川芎和天麻联合服用可以通过大鼠血 - 脑屏障，增加其血清素和谷氨酸的表达[45]。在培养的大鼠皮层细胞过程中加入苯丙和咖啡酸，可以防止谷氨酸诱导的神经退行性病变[13,46]。在一项关于分离提取酚类化合物，儿茶酸的研究中发现有增强大鼠神经母细胞的活性，表明川芎可能具有神经保护功能[47]。

七、丹参

丹参的化合物包括酚酸和二萜类化合物（主要是丹参酮）[48]。实验研究表明丹参醚提取物显著缩短小鼠睡眠潜伏期和增加小鼠的睡眠时间,当丹参和酸枣仁结合后效果会明显增强。通过高效液相色谱分析从丹参中分离出来的化合物(包括二氢丹参酮、隐丹参酮、丹参酮Ⅰ和丹参酮Ⅱ$_A$)表明,其可以通过血 - 脑屏障,并具有抑制乙酰胆碱酯酶的作用[49]。这种作用被用于改善记忆障碍,但对于睡眠障碍研究尚处于研究阶段[50]。

　　丹参酚酸化合物包括咖啡酸和原儿茶酸。迷迭香酸是咖啡酸的二聚物,高浓度存在时为大鼠脑内 GABA 转氨酶的抑制剂[51]。熊果酸是丹参的另一个组成部分,它可以增加小鼠睡眠时间和减少其自发活动[52,53],这可能是由于增加了细胞内的 GABA 的浓度[54]。

　　丹参的其他化合物包括二萜丹参新酮,其可以调控 GABA$_A$ 受体,在GABA 上抑制地西泮的作用,从而增加巴比妥类药物的镇静作用。这表明丹参新酮有恢复 GABA$_A$ 受体活性的生理功能。这种药理学作用可能对长期使用影响 GABA 的药物(如巴比妥类和 BZDs)后出现睡眠困难的人有积极影响[55]。

　　丹参等中药中的黄芩苷类黄酮通过透过血 - 脑屏障和降低人神经细胞NF-κB 的激活潜力来减轻神经性炎症[56]。小鼠体内研究也表明黄芩苷类通过结合 GABA$_A$ 受体亚单位来发挥抗焦虑作用[57],而进一步研究了黄芩苷对小鼠睡眠觉醒周期所产生的影响,结果表明它在光照下会减少慢波睡眠,而在黑暗下同时增加慢波睡眠和快动眼睡眠[58]。

八、白芍

　　白芍的主要活性成分是糖苷[59]。尽管其被广泛用于治疗睡眠障碍,但针对其治疗失眠作用机制的研究数量有限[60]。众所周知,糖苷白芍有抗凋亡和凋亡通路的作用,因此对失眠的改善也可能是神经性保护作用[61]。白芍的另一个主要苷类成分——白芍内酯苷,其在大鼠细胞内也具有降低神经谷氨酸盐毒性的作用[62]。白芍中丹皮酚是与地西泮结构相似的苯酚,研究发现其具有抗焦虑活性,而具体的机制需要进一步研究[63]。研究发现白芍中的茶多酚和没食子酸可以抑制过敏反应和抑制组胺释放,这个结果有利于阐明其通过调节脑内组胺受体活性进而影响睡眠觉醒周期达到治疗失眠的潜在调节机制[64、65]。

九、柴胡

研究发现柴胡含有多种化学成分。柴胡最主要的活性成分为黄酮,其占了最大的比例,而其他活性成分包括皂苷、固醇、挥发油、脂肪酸、多糖类、木脂素、聚乙炔和香豆素[66]。类黄酮成分,即异槲皮苷,延长了小鼠戊巴比妥诱发的持续睡眠时间[67]。实验表明甲基-丁香酚可以透过血-脑屏障,并可能与GABA$_A$ 受体结合[68]。

研究发现,萜类右旋苎烯在躯体应激时是通过抑制丘脑-垂体-肾上腺轴的活性来实现抗焦虑作用,实验已经表明右旋苎烯是通过结合 GABA$_A$ 5-HT 受体起作用[69]。另一项关于小鼠吸入低浓度 D-柠檬烯的研究证实了它有抗焦虑活性[70]。精油胡薄荷酮是常见的植物,并且具有类似 H1 拮抗剂的潜在抗组胺作用。该作用可能参与了长叶薄荷酮对睡眠的影响[71]。

十、甘草

甘草含有皂苷、黄酮、香豆素和其他酚类物质[72,73]。甘草作为抑肝散中的主要成分,大鼠体内研究表明其能够减少前额叶皮层 5-HT-2A 受体表达[74]。抑肝散还显示出类似苯二氮䓬类的活性,其机制可能与调节 GABA$_A$ 受体相关,其中关键的活性物质可能为光甘草定黄酮[75-77]。而对光甘草定的大鼠实验研究表明,光甘草定对 GABA 的抑制作用比苯二氮䓬类药物地西泮强[77]。另外,先前的研究也表明光甘草定可以减少小面积梗死的体积和减少脑组织损伤和细胞凋亡的影响,因此其具有神经保护作用[78]。另一个从甘草中分离出来的物质主要是类黄酮光甘草酚,在大鼠体内其能竞争性抑制 3H-氟马西尼与苯二氮䓬类 GABA$_A$ 受体的结合[79]。在大鼠体内实验显示黄酮异甘草素能够调节大鼠 GABA$_B$ 受体和抑制可卡因诱导的多巴胺兴奋,并可由此减弱神经毒性并抑制由药物造成的活动过度[80,81]。18β-甘草次酸在大鼠实验中已被证实可以透过血 - 脑屏障,这一作用可能有助于甘草的其他活性物质通过血 - 脑屏障,发挥各种效应[82]。有潜在治疗睡眠活性的其他化合物包括具有神经保护活性的甘草酸和甘草苷[83,84]。研究表明甘草酸能抑制 NF-κB 和神经系统中谷氨酸所诱导的毒性[85]。有研究表明甘草酸也可以拮抗 N- 甲基 -D- 天冬氨酸受体,即具有用于改善睡眠的作用[86]。

十一、常用中药的药理作用总结

实验研究表明,随机临床试验中最常用的失眠中草药具有广泛的镇静和催眠作用。中药改善睡眠的机制可能是抑制了中枢神经系统从而诱导睡眠,同时减少焦虑及保护神经元。某些中药中的化学成分与 GABA 受体结合后发挥了启动和保持睡眠状态的作用。实验研究表明中药有潜在的生物学作用,然而,目前的研究表明中药的作用机制和作用路径非常复杂,但进一步的研究将有助于阐明其具体作用。

参 考 文 献

1. GAO Q H, WU C S, WANG M. The jujube (*Ziziphus jujuba* Mill.) fruit: a review of current knowledge of fruit composition and health benefits [J]. J Agric Food Chem, 2013, 61 (14): 3351-3363.

2. YANG B, YANG H, CHEN F, et al. Phytochemical analyses of *Ziziphus jujuba* Mill. var. *spinosa* seed by ultrahigh performance liquid chromatography-tandem mass spectrometry and gas chromatography-mass spectrometry [J]. The Analyst, 2013, 138 (22): 6881-6888.

3. PENG W H, HSIEH M T, LEE Y S, et al. Anxiolytic effect of seed of *Ziziphus jujuba* in mouse models of anxiety [J]. Journal of Ethnopharmacology, 2000, 72 (3): 435-441.

4. FANG X S, HAO J F, ZHOU H Y, et al. Pharmacological studies on the sedative-hypnotic effect of Semen Ziziphi spinosae (Suanzaoren) and Radix et Rhizoma Salviae miltiorrhizae (Danshen) extracts and the synergistic effect of their combinations [J]. Phytomedicine, 2010, 17 (1): 75-80.

5. JIANG J G, HUANG X J, CHEN J, et al. Comparison of the sedative and hypnotic effects of flavonoids, saponins, and polysaccharides extracted from Semen Ziziphus jujube [J]. Nat Prod Res, 2007, 21 (4): 310-320.

6. MA Y, HAN H, EUN J S, et al. Sanjoinine A isolated from Zizyphi Spinosi Semen augments

pentobarbital-induced sleeping behaviors through the modification of GABA-ergic systems [J]. Biol Pharm Bull, 2007, 30 (9): 1748-1753.

7. HAN H, MA Y, EUN J S, et al. Anxiolytic-like effects of sanjoinine A isolated from Zizyphi Spinosi Semen: possible involvement of GABAergic transmission [J]. Pharmacol Biochem Behav, 2009, 92 (2): 206-213.

8. TILLAKARATNE N J, MEDINA-KAUWE L, GIBSON K M. Gamma-aminobutyric acid (GABA) metabolism in mammalian neural and nonneural tissues [J]. Comp Biochem Physiol A Mol Integr Physiol, 1995, 112 (2): 247-263.

9. CAO J X, ZHANG Q Y, CUI S Y, et al. Hypnotic effect of jujubosides from Semen Ziziphi Spinosae [J]. J Ethnopharmacol, 2010, 130 (1): 163-166.

10. YOSHIKAWA M, MURAKAMI T, IKEBATA A, et al. Bioactive saponins and glyco-sides. X. on the constituents of Zizyphi Spinosi Semen, the seeds of *Zizyphus jujuba* Mill. var. *spinosa* Hu (1): structures and histamine release-inhibitory effect of jujubosides A_1 and C and acetyljujuboside B [J]. Chem Pharm Bull, 1997, 45 (7): 1186-1192.

11. TU Y, CHENG S X, SUN H T, et al. Ferulic acid potentiates pentobarbital-induced sleep via the serotonergic system [J]. Neurosci Lett, 2012, 525 (2): 95-99.

12. WATSON C J, LYDIC R, BAGHDOYAN H A. Sleep duration varies as a function of gluta-mate and GABA in rat pontine reticular formation [J]. J Neurochem, 2011, 118 (4): 571-580.

13. KIM S R, KIM Y C. Neuroprotective phenylpropanoid esters of rhamnose isolated from roots of *Scrophularia buergeriana* [J]. Phytochemistry, 2000, 54 (5): 503-509.

14. RIOS J L. Chemical constituents and pharmacological properties of *Poria cocos* [J]. Planta Med, 2011, 77 (7): 681-691.

15. YU S J, TSENG J. Fu-Ling, a Chinese herbal drug, modulates cytokine secretion by human peripheral blood monocytes [J]. Int J Immunopharmacol, 1996, 18 (1): 37-44.

16. IRWIN M R, OLMSTEAD R, CARROLL J E. Sleep disturbance, sleep duration, and inflammation: a systematic review and meta-analysis of cohort studies and experimental sleep deprivation [J]. Biol Psychiatry, 2015, 80 (1): 40-52.

17. CHEN W, AN W, CHU J. Effect of water extract of Poria on cytosolic free calcium concen-tration in brain nerve cells of neonatal rats [J]. Chinese Journal of Integrated Traditional and Western Medicine, 1998, 18 (5): 293-295.

18. LEE J H, LEE Y J, SHIN J K, et al. Effects of triterpenoids from *Poria cocos* Wolf on the serotonin type 3A receptor-mediated ion current in xenopus oocytes [J]. Eur J Phar-macol, 2009, 615 (1-3): 27-32.

19. DZOLJIC M R, UKPONMWAN O E, SAXENA P R. 5-HT1-like receptor agonists enhance wakefulness [J]. Neuropharmacology, 1992, 31 (7): 623-633.

20. DUGOVIC C, WAUQUIER A, LEYSEN J E, et al. Functional role of 5-HT2 receptors in the regulation of sleep and wakefulness in the rat [J]. Psychopharmacology, 1989, 97 (4): 436-442.

21. PONZONI A, MONTI J M, JANTOS H. The effects of selective activation of the 5-HT3 receptor with m-chlorophenylbiguanide on sleep and wakefulness in the rat [J]. Eur J Phar-macol, 1993, 249 (3): 259-264.

22. MONTI J M. Serotonin 5-HT (2A) receptor antagonists in the treatment of insomnia: present status and future prospects [J]. Drugs Today (Barc), 2010, 46 (3): 183-193.

23. SHAH V K, CHOI J J, HAN J Y, et al. Pachymic acid enhances pentobarbital-induced sleeping behaviors via GABA$_A$ergic systems in mice [J]. Biomol Ther, 2014, 22 (4): 314-320.

24. CHEN F P, JONG M S, CHEN Y C, et al. Prescriptions of Chinese herbal medicines for insomnia in Taiwan during 2002 [J]. Evid Based Complement Alternat Med, 2011, 2011: 236341.

25. LIU L, LI L, ZHAO L, et al. Effects of 2, 3, 5, 4′-tetrahydroxystilbene-2-O-β-D-glucoside on learning and memory abilities of rats with chronic cerebral ischemia [J]. Chin J Pharmacol Toxicol, 2008, 22 (2): 108-115.

26. WILLIAMS J A, COMISAROW J, DAY J, et al. State-dependent release of acetylcholine in rat thalamus measured by in vivo microdialysis [J]. J Neurosci, 1994, 14 (9): 5236-5242.

27. MARROSU F, PORTAS C, MASCIA M S, et al. Microdialysis measurement of cortical and hippocampal acetylcholine release during sleep-wake cycle in freely moving cats [J]. Brain Res, 1995, 671 (2): 329-332.

28. LIN H Q, HO M T, LAU L S, et al. Anti-acetylcholinesterase activities of traditional Chinese medicine for treating Alzheimer's disease [J]. Chem Biol Interact, 2008, 175 (1-3): 352-354.

29. ZHANG K, LIU J, YOU X, et al. P2X7 as a new target for chrysophanol to treat lipopoly-saccharide-induced depression in mice [J]. Neurosci Lett, 2016, 613: 60-65.

30. JI H, ZHANG X, DU Y, et al. Polydatin modulates inflammation by decreasing NF-kappa B activation and oxidative stress by increasing Gli1, Ptch1, SOD1 expression and ameliorates blood-brain barrier permeability for its neuroprotective effect in pMCAO rat brain [J]. Brain Res Bull, 2012, 87 (1): 50-59.

31. TSAI S H, LIN-SHIAU S Y, LIN J K. Suppression of nitric oxide synthase and the down-regulation of the activation of NF-kappa B in macrophages by resveratrol [J]. Br J Pharmacol, 1999, 126 (3): 673-680.

32. LEI X, CHEN J, REN J, et al. Liver damage associated with polygonum multiflorum Thunb.: a systematic review of case reports and case series [J]. Evid-Based Complement Alternat Med, 2015, 2015 (1): 1-9.

33. WU X, CHEN X, HUANG Q, et al. Toxicity of raw and processed roots of polygonum multiflorum [J]. Fitoterapia, 2012, 83 (3): 469-475.

34. BENSKY D, CLAVEY S, STOGER E. Chinese herbal medicine: materia medica [M]. 3rd ed. Seattle, USA: Eastland Press, 2004.

35. MATSUMOTO K, KOHNO S, TEZUKA Y, et al. Effect of Japanese angelica root extract on pentobarbital-induced sleep in group-housed and socially isolated mice: evidence for the central action [J]. Jpn J Pharmacol, 1997, 73 (4): 353-356.

36. MATSUMOTO K, KOHNO S, OJIMA K, et al. Effects of methylenechloride-soluble fraction of Japanese angelica root extract, ligustilide and butylidenephthalide, on pentobarbital sleep in group-housed and socially isolated mice [J]. Life Sci, 1998, 62 (23): 2073-2082.

失　眠

37. 国家药典委员会 . 中华人民共和国药典 [S]. 北京 : 人民卫生出版社 , 2005.

38. LING Y, LI Z, CHEN M, et al. Analysis and detection of the chemical constituents of Radix Polygalae and their metabolites in rats after oral administration by ultra high-performance liquid chromatography coupled with electrospray ionization quadrupole time-of-flight tandem mass spectrometry [J]. J Pharm Biomed Anal, 2013, 85: 1-13.

39. XIN T, ZHANG F, JIANG Q, et al. Extraction, purification and antitumor activity of a water-soluble polysaccharide from the roots of *Polygala tenuifolia* [J]. Carbohydr Polym, 2012, 90 (2): 1127-1131.

40. JIN Z L, GAO N, ZHANG J R, et al. The discovery of Yuanzhi-1, a triterpenoid saponin derived from the traditional Chinese medicine, has antidepressant-like activity [J]. Prog Neuropsychopharmacol Biol Psychiatry, 2014, 53: 9-14.

41. CHEONG M H, LEE S R, YOO H S, et al. Anti-inflammatory effects of *Polygala tenuifolia* root through inhibition of NF-kappa B activation in lipopolysaccharide-induced BV2 microglial cells [J]. J Ethnopharmacol, 2011, 137 (3): 1402-1408.

42. YUAN H L, LI B, XU J, et al. Tenuigenin protects dopaminergic neurons from inflammation-mediated damage induced by the lipopolysaccharide [J]. CNS Neurosci Ther, 2012, 18 (7): 584-590.

43. CAIN M, WEBER R W, GUZMAN F, et al. Beta-carbolines: synthesis and neurochemical and pharmacological actions on brain benzodiazepine receptors [J]. J Med Chem, 1982, 25 (9): 1081-1091.

44. KHORANA N, CHANGWICHIT K, INGKANINAN K, et al. Prospective acetylcholinesterase inhibitory activity of indole and its analogs [J]. Bioorg Med Chem Lett, 2012, 22 (8): 2885-2888.

45. WANG Q, SHEN L, MA S, et al. Effects of *Ligusticum chuanxiong* and *Gastrodia elata* on blood-brain barrier permeability in migraine rats [J]. Die Pharmazie, 2015, 70 (6): 421-426.

46. CHAO X, HE X, YANG Y, et al. Design, synthesis and pharmacological evaluation of novel tacrine-caffeic acid hybrids as multi-targeted compounds against Alzheimer's disease [J]. Bioorg Med Chem Lett, 2012, 22 (20): 6498-6502.

47. SHUI G, BAO YM, BO J, et al. Protective effect of protocatechuic acid from *Alpinia oxyphylla* on hydrogen peroxide-induced oxidative PC12 cell death [J]. Eur J Pharmacol, 2006, 538 (1-3): 73-79.

48. ADAMS J D, WANG R, YANG J, et al. Preclinical and clinical examinations of *Salvia miltiorrhiza* and its tanshinones in ischemic conditions [J]. Chinese Medicine, 2006, 1 (1): 1-15.

49. REN Y, HOUGHTON P J, HIDER R C, et al. Novel diterpenoid acetylcholinesterase inhibitors from *Salvia miltiorrhiza* [J]. Planta Med, 2004, 70 (3): 201-204.

50. KIM D H, JEON S J, JUNG J W, et al. Tanshinone congeners improve memory impairments induced by scopolamine on passive avoidance tasks in mice [J]. Eur J Pharmacol, 2007, 574 (2-3): 140-147.

51. AWAD R, MUHAMMAD A, DURST T, et al. Bioassay-guided fractionation of lemon balm (*Melissa officinalis* L.) using an in vitro measure of GABA transaminase activity [J].

Phytotherapy Res, 2009, 23 (8): 1075-1081.

52. TAVIANO M F, MICELI N, MONFORTE M T, et al. Ursolic acid plays a role in *Nepeta sibthorpii* Bentham CNS depressing effects [J]. Phytotherapy Res, 2007, 21 (4): 382-385.

53. ZHANG Y P, CHEN H Y, CHENG W X, et al. Studies on the chemical constituents of *Salvia miltiorrhiza* of Lijiang [J]. Journal of Chinese Medicinal Materials, 2008, 31 (2): 226-229.

54. JEON S J, PARK H J, GAO Q, et al. Ursolic acid enhances pentobarbital-induced sleeping behaviors via GABAergic neurotransmission in mice [J]. Eur J Pharmacol, 2015, 762: 443-448.

55. MOSTALLINO M C, MASCIA M P, PISU M G, et al. Inhibition by miltirone of up-regulation of GABA$_A$ receptor alpha4 subunit mRNA by ethanol withdrawal in hippocampal neurons [J]. Eur J Pharmacol, 2004, 494 (2-3): 83-90.

56. ZHANG L, XING D, WANG W, et al. Kinetic difference of baicalin in rat blood and cerebral nuclei after intravenous administration of Scutellariae Radix extract [J]. J Ethnopharmacol, 2006, 103 (1): 120-125.

57. WANG F, XU Z, REN L, et al. GABA A receptor subtype selectivity underlying selective anxiolytic effect of baicalin [J]. Neuropharmacology, 2008, 55 (7): 1231-1237.

58. CHANG H H, YI P L, CHENG C H, et al. Biphasic effects of baicalin, an active constituent of *Scutellaria baicalensis* Georgi, in the spontaneous sleep-wake regulation [J]. J Ethnopharmacol, 2011, 135 (2): 359-368.

59. CHENG Y, PENG C, WEN F, et al. Pharmacokinetic comparisons of typical constituents in white peony root and sulfur fumigated white peony root after oral administration to mice [J]. J Ethnopharmacol, 2010, 129 (2): 167-173.

60. CHEN L C, CHEN I C, WANG B R, et al. Drug-use pattern of Chinese herbal medicines in insomnia: a 4-year survey in Taiwan [J]. J Clin Pharm Ther, 2009, 34 (5): 555-560.

61. WANG D, WONG H K, FENG Y B, et al. Paeoniflorin, a natural neuroprotective agent, modulates multiple anti-apoptotic and pro-apoptotic pathways in differentiated PC12 cells [J]. Cell Mol Neurobiol, 2013, 33 (4): 521-529.

62. WANG D, TAN Q R, ZHANG Z J. Neuroprotective effects of paeoniflorin, but not the isomer albiflorin, are associated with the suppression of intracellular calcium and calcium/calmodulin protein kinase II in PC12 cells [J]. J Mol Neurosci, 2013, 51 (2): 581-590.

63. MI X J, CHEN S W, WANG W J, et al. Anxiolytic-like effect of paeonol in mice [J]. Pharmacol Biochem Behav, 2005, 81 (3): 683-687.

64. KIM S H, JUN C D, SUK K, et al. Gallic acid inhibits histamine release and pro-inflammatory cytokine production in mast cells [J]. Toxicol Sci, 2006, 91 (1): 123-131.

65. THAKKAR M M. Histamine in the regulation of wakefulness [J]. Sleep Med Rev, 2011, 15 (1): 65-74.

66. HAGHI G, HATAMI A, MEHRAN M, et al. Caffeic acid derivatives from *Bupleurum chinense* [J]. Res Pharm Sci, 2015, 9 (5): 323-330.

67. KANG T H, JEONG S J, KIM N Y, et al. Sedative activity of two flavonol glycosides isolated from the flowers of *Albizzia julibrissin* Durazz.[J]. J Ethnopharmacol, 2000, 71 (1-2): 321-323.

68. AOSHIMA H, HAMAMOTO K. Potentiation of GABA$_A$ receptors expressed in Xenopus

oocytes by perfume and phytoncid [J]. Biosci Biotechnol Biochem, 1999, 63 (4): 743-748.

69. ZHOU W, YOSHIOKA M, YOKOGOSHI H. Sub-chronic effects of s-limonene on brain neurotransmitter levels and behavior of rats [J]. J Nutr Sci Vitaminol, 2009, 55 (4): 367-373.

70. LIMA N G, DE SOUSA D P, PIMENTA F C, et al. Anxiolytic-like activity and GC-MS analysis of (R)-(+)-limonene fragrance, a natural compound found in foods and plants [J]. Pharmacol Biochem Behav, 2013, 103 (3): 450-454.

71. ORTIZ DE URBINA A V, MARTIN M L, MONTERO M J, et al. Antihistaminic activity of pulegone on the guinea-pig ileum [J]. J Pharm Pharmacol, 1990, 42 (4): 295-296.

72. QIAO X, JI S, YU S W, et al. Identification of key licorice constituents which interact with cytochrome P450: evaluation by LC/MS/MS cocktail assay and metabolic profiling [J]. AAPS J, 2014, 16 (1): 101-113.

73. ZHANG Q, YE M. Chemical analysis of the Chinese herbal medicine Gan-Cao (licorice) [J]. J Chromatogr A, 2009, 1216 (11): 1954-1969.

74. EGASHIRA N, IWASAKI K, ISHIBASHI A, et al. Repeated administration of Yokukansan inhibits DOI-induced head-twitch response and decreases expression of 5-hydroxytrypta-mine (5-HT) 2A receptors in the prefrontal cortex [J]. Prog Neuropsychopharmacol Biol Psychiatry, 2008, 32 (6): 1516-1520.

75. KAMEI J, MIYATA S, OHSAWA M. Involvement of the benzodiazepine system in the anxiolytic-like effect of Yokukansan (Yi-gan san)[J]. Prog Neuropsychopharmacol Biol Psychiatry, 2009, 33 (8): 1431-1437.

76. NAKAGAWA T, NAGAYASU K, NISHITANI N, et al. Yokukansan inhibits morphine tolerance and physical dependence in mice: the role of alpha (2) A-adrenoceptor [J]. Neuro-science, 2012, 227: 336-349.

77. JIN Z, KIM S, CHO S, et al. Potentiating effect of glabridin on GABA$_A$ receptor-mediated responses in dorsal raphe neurons [J]. Planta Med, 2013, 79 (15): 1408-1412.

78. YU XQ, XUE CC, ZHOU ZW, et al. In vitro and in vivo neuroprotective effect and mechanisms of glabridin, a major active isoflavan from Glycyrrhiza glabra (licorice)[J]. Life Sci, 2008, 82 (1-2): 68-78.

79. CHO S, PARK J H, PAE A N, et al. Hypnotic effects and GABAergic mechanism of lico-rice (Glycyrrhiza glabra) ethanol extract and its major flavonoid constituent glabrol [J]. Bioorg Med Chem, 2012, 20 (11): 3493-3501.

80. JANG E Y, CHOE E S, HWANG M, et al. Isoliquiritigenin suppresses cocaine-induced extracellular dopamine release in rat brain through GABA (B) receptor [J]. Eur J Phar-macol, 2008, 587 (1-3): 124-128.

81. JEON JP, BUONO R J, HAN B G, et al. Proteomic and behavioral analysis of response to isoliquiritigenin in brains of acute cocaine treated rats [J]. J Proteome Res, 2008, 7 (12): 5094-5102.

82. TABUCHI M, IMAMURA S, KAWAKAMI Z, et al. The blood-brain barrier perme-ability of 18beta-glycyrrhetinic acid, a major metabolite of glycyrrhizin in Glycyrrhiza root, a constituent of the traditional Japanese medicine yokukansan [J]. Cell Mol Neuro-

biol, 2012, 32 (7): 1139-1146.

83. WANG D, GUO T Q, WANG Z Y, et al. ERKs and mitochondria-related pathways are essential for glycyrrhizic acid-mediated neuroprotection against glutamate-induced toxicity in differentiated PC12 cells [J]. Braz J Med Biol Res, 2014, 47 (9): 773-779.

84. TENG L, MENG Q, LU J, et al. Liquiritin modulates ERK and AKT/GSK3 beta-dependent pathways to protect against glutamate induced cell damage in differentiated PC12 cells [J]. Mol Med Rep, 2014, 10 (2): 818-824.

85. CHERNG J M, LIN H J, HUNG M S, et al. Inhibition of nuclear factor kappaB is associated with neuroprotective effects of glycyrrhizic acid on glutamate-induced excitotoxicity in primary neurons [J]. Eur J Pharmacol, 2006, 547 (1-3): 10-21.

86. CHEPKOVA A N, SERGEEVA O A, HAAS H L. Carbenoxolone impairs LTP and blocks NMDA receptors in murine hippocampus [J]. Neuropharmacology, 2008, 55 (2): 139-147.

第七章　针灸治疗失眠的临床研究证据

导语：针灸及其相关疗法目前已广泛应用于失眠的治疗，而且也涌现了许多相关的临床研究。本章对针灸及其相关疗法治疗失眠的临床研究文献进行系统综述与证据质量评价。本章通过对九个电子数据库进行全面检索，最终纳入 168 项研究，主要包括体针、耳针、穴位按压、艾灸、头皮针等疗法。

一、现有系统评价

目前已有若干关于针灸治疗失眠的系统评价和 Meta 分析。2012 年，Cheuk 等人发表了一篇 Cochrane 系统评价，共纳入 33 项临床试验[1]。其 Meta 分析结果提示：与空白对照组、安慰针刺/假针刺组相比，针灸可更好地改善失眠患者的睡眠质量，但结果受到偏倚风险和异质性的影响。Lee 等人的综述提示，与空白对照组、安慰针刺组和常规药物治疗组相比，耳针的疗效更好[2]。Yeung 等人同时也发表了一篇关于穴位按压（耳穴/体穴）的系统评价[3]，结果提示：两种治疗均优于不治疗或常规疗法，而且体穴按压略优于假穴位按压组，但耳穴按压则与假穴位按压无显著差异。然而，由于纳入研究的偏倚风险问题，这方面的证据仍无明确的结论。同时期所发表的其他系统评价均提示当前的临床试验方法学质量存在较多缺陷[4-7]，针灸相关疗法治疗失眠的证据一直未有明确的结论。

二、临床研究文献特征

（一）基本特征总结
中英文数据库共检出 47 396 篇文献，除重和初筛后得到 17 993 篇文献，并对其中 4 735 篇进行全文浏览。排除不符合纳入研究标准的文献后,最终纳入 97 项随机对照试验(RCT)[A1~A97],6 项非随机对照试验(CCT)[A98~A103] 和 65 项无对照研究[A104~A168](图 7-1)。大部分研究在中国进行,相关结果也发表在中文杂志上。此外,英文期刊上也报道了 16 项研究[A16,A17,A50~A52,A76,A78,A87,A101,A105,A145,A148,A149,A162,A167,A168]。本章主要对 RCT 和 CCT 证据进行 Meta 分析,同时也对无对照研究的基本特征进行了描述,但未纳入 Meta 分析。

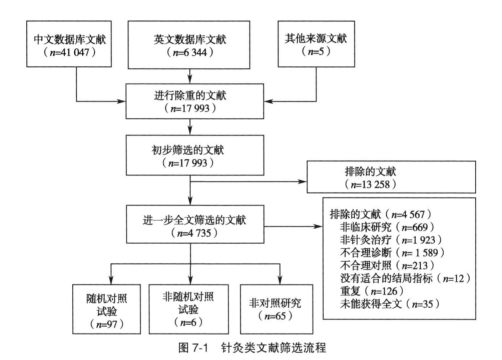

图 7-1　针灸类文献筛选流程

针刺疗法的临床应用历史悠久。自 20 世纪开始,新兴的针灸疗法大量涌现,如耳针和头皮针。随着现代科技的发展,穴位磁疗、电锟针疗法和低周波穴位刺激等新疗法也逐渐出现。本章对针灸相关疗法的有效性和安全性进行了评估,最终纳入了 14 种不同的疗法,包括:体针($n=93$)、耳穴按压($n=24$)、耳穴按压结合体针($n=15$)、电针($n=13$)、头皮针($n=6$)、艾灸($n=4$)、穴位按压($n=4$)、耳针($n=2$)、电锟针疗法($n=2$)、耳穴按压结合体穴按压($n=1$)、头针结合电针和耳穴按压($n=1$)、耳穴按压结合电针($n=1$)、耳穴磁疗($n=1$)、低周波穴位刺激疗法($n=1$)。

（二）常用穴位总结

研究中最常用的针刺穴位有神门（HT7）、三阴交（SP6）、百会（GV20）、内关（PC6）和四神聪（EX-HN1）；最常用的耳穴是神门（TF$_4$）、心（CO$_{15}$）、皮质下（AT$_4$）、交感（AH$_{6a}$）和脾（CO$_{13}$）（表 7-1）。

（三）常见中医证型总结

在纳入的研究中，失眠最常见的中医证型是心脾两虚、肝郁化火、阴虚火旺（表 7-1）。

表 7-1　针灸治疗失眠临床试验特征总结

研究数	患者数	常见证型（研究数）	常用穴位（研究数）
168	12 492	1. 心脾两虚（$n=13$）	1. HT7 神门（$n=80$）
		2. 肝郁化火（$n=8$）	2. GV20 百会（$n=77$）
		3. 阴虚火旺（$n=7$）	3. SP6 三阴交（$n=69$）
		4. 痰热内扰（$n=5$）	4. PC6 内关（$n=57$）
		5. 心胆气虚（$n=4$）	5. EX-HN1 四神聪（$n=57$）
		6. 心肾不交（$n=3$）	6. TF$_4$（耳）神门（$n=39$）
		7. 心脾肝肾阴血不足（$n=1$）	7. 安眠（$n=35$）
		8. 心虚胆怯（$n=1$）	8. CO$_{15}$ 心（$n=33$）
		9. 脾虚生热（$n=1$）	9. AT$_4$ 皮质下（$n=31$）
		10. 脾胃失和（$n=1$）	10. ST36 足三里（$n=29$）
			11. GV24$^+$ 印堂（$n=29$）
			12. AH$_{6a}$ 交感（$n=28$）
			13. GV24 神庭（$n=27$）
			14. LR3 太冲（$n=25$）
			15. KI6 照海（$n=20$）
			16. CO$_{13}$ 脾（$n=19$）
			17. BL15 心俞（$n=18$）
			18. CO$_{10}$ 肾（$n=17$）
			19. KI3 太溪（$n=17$）
			20. GB20 风池（$n=16$）

三、最新临床研究证据

(一)基于随机对照试验(RCT)的临床证据

1. 基本特征

共 97 项随机对照试验研究了针灸治疗失眠的疗效,共纳入 8 036 名受试者[A1~A199]。其中,有 88 项研究针对原发性失眠;9 项研究针对共病性失眠。共病性失眠包括脑血管疾病如卒中(3 项),围绝经期综合征(4 项),围手术期疾病(1 项),慢性肾脏病(1 项)和内镜逆行胰胆管造影术后(1 项)。

失眠的诊断均参照国际诊断标准,包括 DSM、ICSD、ICD 和 CCMD。患者病史为 1 个月 ~30 年,年龄 15~81 岁,大多为女性(女:男 =4 097:3 074,性别未提及:865 人)。此外,有 7 项研究描述了中医证型,其中最常见证型包括心脾两虚、水火不济、阴虚火旺、痰热内扰、肝郁化火、脾虚生热和心虚胆怯。

2. 针灸疗法总结

针灸疗法共分为 4 类,包括针刺(67 项)[A1~A52,A78~A87,A92~A96]、耳穴按压(12 项)[A53~A63,A97]、体穴按压(14 项)[A64~A77]和艾灸(4 项)[A88~A91]。选穴方面,共选用了 132 个不同的穴位,其中最常用的是百会、神门、三阴交、四神聪、内关(表 7-2)。治疗持续时间为 7~60 天,且大多每天进行。耳穴按压:每 3~4 天交替按压双耳,每天 2~4 次。头皮针疗法中,有 3 项研究在头皮穴位上加电针,有 2 项研究使用陕西头皮针。所有头皮针的研究均持续一个月,连续治疗 5 天,然后休息 2 天[A92~A96]。有 5 项研究针对体穴按压,体穴按压通过低周波治疗仪和电锟针刺激相应穴位,每天刺激 1~2 次,疗程为 7~30 天[A64~A68]。有 4 项研究针对艾灸[A88~A91],其中 2 项采用艾条灸,2 项采用间接灸,1 项采用温针灸,每天 1 次或隔天 1 次,疗程为 6~30 天。

对照组包括药物治疗组(78 项)、安慰针或假针刺组(16 项)[A2,A15,A16,A24,A37,A44,A51,A52,A70,A71,A76,A78,A87]、CBT-I 组(4 项)[A48,A58,A66,A75]、CBT-I 结合药物治疗组(1 项)[A8]及空白对照组(1 项)[A67]。此外,有 12 项研究是针灸结合药物或

CBT-I,即中西医结合。药物疗法包括苯二氮䓬类药物(BZDs)、非苯二氮䓬类药物(non-BZDs)和抗抑郁药。常用的药物有艾司唑仑、唑吡坦、阿普唑仑、氯硝西泮、地西泮和曲唑酮。

表 7-2　随机对照试验中治疗失眠的高频穴位总结表

循经穴位(研究数)	耳穴(研究数)	经外奇穴(研究数)
GV20 百会(n=49)	TF$_4$ 神门(n=21)	EX-HN1 四神聪(n=33)
HT7 神门(n=45)	AT$_4$ 皮质下(n=14)	安眠(n=22)
SP6 三阴交(n=39)	CO$_{15}$ 心(n=13)	GV24$^+$ 印堂(n=19)
PC6 内关(n=31)	AH$_{6a}$ 交感(n=13)	EX-HN5 太阳(n=5)
GV24 神庭(n=19)	CO$_{13}$ 脾(n=11)	EX-B2 夹脊穴(n=1)

3. 偏倚风险评价

所有的研究均提到"随机",但只有 37 项研究报告了随机序列产生方法。54 项研究未报告随机化的具体方式,6 项研究实际上是"半随机"[A40,A45,A50,A58,A63,A88]。有 11 项研究实施了分配隐藏,且全部使用密封的信封[A7,A12,A15,A30,A51,A52,A76,A85,A86,A90,A91]。仅有 13 项研究对受试者设盲[A2,A15,A16,A24,A37,A44,A51,A52,A70,A71,A76,A78,A87],有 1 项研究使用了不恰当的安慰剂对照,故认为其所致偏倚为高风险[A44]。然而,与针灸相关的临床研究通常难以对研究人员设盲,因此那些未对研究人员充分设盲的研究则被认为存在高偏倚风险。此外,只有 5 项研究对结局评估者设盲[A15,A16,A51,A52,A87]。其他研究若结局采用患者自我评估方式则判断为高偏倚风险,若没有提供结局指标的测量,偏倚风险则判断为未明确。

共 95 项研究有完整的结局数据或合理处置不完整的结局数据,因此被评为低偏倚风险。有 2 项研究因失访大量结局数据且未报告合理的原因被认为偏倚风险不明确[A29,A71]。大多数研究未发表方案,因此选择性报告所带来的偏倚风险不明确。有 4 项研究未报告预先设定的结局指标,存在高偏倚风险[A2,A51,A73,A96](表 7-3)。

表 7-3　针灸治疗失眠随机对照试验的偏倚风险评价结果

偏倚风险	低偏倚风险 /n(%)	不清楚 /n(%)	高偏倚风险 /n(%)
随机数列产生	37(38.1)	54(55.7)	6(6.2)
分配隐藏	12(12.4)	85(87.6)	0
受试者设盲	13(13.4)	84(86.6)	0
研究人员设盲 *	0	0	97(100)
结局评估者设盲	5(5.2)	29(29.9)	63(64.9)
不完整结局资料	95(97.9)	2(2.1)	0
选择性报告结局	1(1.1)	92(94.8)	4(4.1)

4. 针刺治疗失眠的疗效

有 67 项研究采用针刺作为干预措施 [A1~A52,A78~A87,A92~A96]，包括毫针(52 项)、电针(9 项)、头皮针(5 项)和耳针(1 项)。大部分研究单独使用针刺，有 9 项研究是针刺联合药物和 / 或 CBT-I [A8,A17,A30,A32,A40,A47,A48,A81,A92]。对照组包括药物(55 项)，例如艾司唑仑和佐匹克隆，安慰针刺 / 假针刺(10 项)，CBT-I(1 项)，药物联合 CBT-I 组(1 项)。仅有 4 项研究针对共病性失眠，包括围绝经期失眠(2 项)和卒中后失眠(2 项)，其余的研究均针对单纯性失眠。

(1)总体疗效

1)匹兹堡睡眠质量指数(PSQI)总分：有 17 项研究用 PSQI 测量主观睡眠质量。与 BZDs/ 非 BZDs 药物组相比，针刺能更好地改善主观睡眠质量(MD-1.98,95% CI [-2.73,-1.22],I^2 = 82%)。纳入 2 项研究的 Meta 分析提示，针刺治疗失眠在改善 PSQI 方面显著优于安慰针 / 假针刺(MD-4.22,95% CI [-5.56,-2.89])。有 1 项研究提示 [A37]，针刺与假针刺联合艾司唑仑对比，PSQI 得分没有显著差异(MD-0.16,95% CI [-1.49,1.17])。另有 1 项研究提示 [A4]，针刺和四环类抗抑郁药两者在改善 PSQI 方面无显著差异(MD 0.58,95% CI [-0.67,1.83])。Meta 分析提示，与单独的 BZDs/ 非 BZDs 相比，与针刺联用可以更好地减少 PSQI 总分(MD-3.51,95% CI [-5.15,-1.88],I^2 = 87%)。仅有 1 项研究显示，针刺联合心理治疗在改善 PSQI 方面优于单纯使用心理治疗(MD-2.39,95% CI [-4.10,-0.68]) [A48]。Meta 分析的具体结果详见表 7-4。

2) 匹兹堡睡眠质量指数(PSQI)各因子分：有 8 项研究对 PSQI 各因子的分值进行了分析。与 BZDs/ 非 BZDs 相比，针刺组的"睡眠质量"维度得到更好的改善(MD-0.34,95% CI [-0.52,-0.15],I^2 = 75%)；而"入睡时间"无明显缩短(MD-0.10,95% CI [-0.31,0.11],I^2 = 63%)。两组的"睡眠时间"和"睡眠效率"无显著差异，效应值分别为(MD-0.11,95% CI [-0.47,0.25],I^2 = 93%) 和(MD-0.16,95% CI [-0.41,0.09],I^2 = 73%)。针刺组对"睡眠障碍"维度的影响优于 BZDs/ 非 BZDs(MD-0.19,95% CI [-0.38,-0.01],I^2 = 80%)。针刺组的"日间功能障碍"改善程度也优于 BZDs/ 非 BZDs(MD-0.66,95% CI [-1.09,-0.22],I^2= 94%)。在 PSQI 因子分的"药物使用情况"方面，因对照组给予药物治疗，因此对照组的得分总是高于治疗组，故此因子分不宜进行比较。具体的 Meta 分析结果详见表 7-4。

有两项研究报道了针刺联合艾司唑仑对 PSQI 每个维度的影响[A17,A32]。与单用艾司唑仑相比，针刺联合艾司唑仑的"睡眠质量"和"睡眠效率"有更多的改善，效应值分别为(MD-1.02,95% CI [-1.31,-0.72],I^2 = 24%) 和(MD-0.79,95% CI [-1.09,-0.49],I^2 = 22%)，而"入睡时间"和"总睡眠时间"无更多的改善；对"睡眠障碍"和"日间功能障碍"两个维度的影响无明显差异。

表 7-4　针刺治疗失眠对匹兹堡睡眠质量指数的影响

对照	结局指标	研究数 (受试者数)	效应量 MD [95% CI]	I^2/%	纳入的研究
安慰针 / 假针刺组	PSQI	2(150)	-4.22 [-5.56,-2.89]*	43	A24,A44
BZDs/ 非 BZDs	PSQI	17(1,171)	-1.98 [-2.73,-1.22]*	82	A6,A9,A10, A12,A14,A19, A22,A26~29, A34,A35,A39, A45,A49
苯二氮䓬类药物	PSQI	14(971)	-2.21 [-3.03,-1.39]*	81	A9,A10,A12, A14,A19,A22, A26,A28,A29, A34,A35,A39, A45,A49

续表

对照	结局指标	研究数（受试者数）	效应量 MD［95% CI］	I^2/%	纳入的研究
BZDs/ 非 BZDs	PSQI	3（200）	−0.91［−3.47,1.65］	90	A6,A27,A50
针刺 + 药物 vs. 药物疗法	PSQI	4（298）	−3.51［−5.51,−1.88］*	87	A17,A30,A32,A47
BZDs/ 非 BZDs	PSQI-1 睡眠质量	8（538）	−3.04［−0.52,−0.15］*	75	A6,A7,A10,A27,A29,A34,A35,A49
BZDs/ 非 BZDs	PSQI-2 入睡时间	8（538）	−0.10［−0.31,0.11］	63	A6,A7,A10,A27,A29,A34,A35,A49
BZDs/ 非 BZDs	PSQI-3 睡眠时间	8（538）	−0.11［−0.47,0.25］	93	A6,A7,A10,A27,A29,A34,A35,A49
BZDs/ 非 BZDs	PSQI-4 睡眠效率	8（538）	−1.16［−0.41,0.09］	73	A6,A7,A10,A27,A29,A34,A35,A49
BZDs/ 非 BZDs	PSQI-5 睡眠障碍	8（538）	−0.19［−0.38,−0,01］*	80	A6,A7,A10,A27,A29,A34,A35,A49
BZDs/ 非 BZDs	PSQI-7 日间功能障碍	8（538）	−0.66［−1.09,−0.22］*	94	A6,A7,A10,A27,A29,A34,A35,A49

　　备注:* 有统计学意义。

　　3）阿森斯失眠量表（AIS）:有 3 项研究用 AIS 评估睡眠质量。结果提示针刺在改善 AIS 分值方面与 BZDs/ 非 BZDs 比较无明显差异（MD-0.06,95% CI［−3.01,2.89］,I^2= 95%）[A13,A25,A33]。

　　4）睡眠状况自评量表（SRSS）:有 1 项研究用 SRSS 评估睡眠质量。结果提示针刺在改善 SRSS 分值方面优于氯硝西泮（MD-6.02,95% CI［−7.16,−4.88］）[A1]。

　　5）SPIEGEL 睡眠量表（SSQ）:有 2 项研究用 SSQ 评估睡眠质量。结果提示与 BZDs/ 非 BZDs 相比,针刺在改善 SSQ 分值方面无优势（MD-2.74,

95% CI $[-3.63, -1.84]$, $I^2 = 0\%$)[A31, A42]。

(2)多导睡眠图

有2项研究用多导睡眠图评估睡眠效率。其中1项研究结果提示针刺和安慰针刺组都缩短了更年期失眠的入睡潜伏期,且两组间无明显差异($MD-2.93, 95\%$ CI $[-5.84, -0.02]$)[A16]。另一项研究提示,针刺和艾司唑仑均能改善睡眠效率、缩短入睡潜伏期和减少入睡后觉醒次数,但针灸组比艾司唑仑组的总睡眠时间短($MD-46.80, 95\%$ CI $[-68.24, -25.36]$)[A29]。而所纳入研究中并无其他睡眠参数如体动记录仪、睡眠日志等的评估。

(3)抑郁焦虑量表

1)贝克焦虑量表(BAI):有1项研究使用贝克焦虑量表来评估焦虑的严重程度[A16],结果提示在治疗更年期失眠时,针刺与安慰剂并无统计学差异($MD\ 0.78, 95\%\ CI$ $[-0.33, 1.89]$)[A16]。

2)汉密尔顿抑郁和焦虑量表(HAMD 和 HAMA):有1项研究使用汉密尔顿抑郁和焦虑评定量表(HAMD 和 HAMA)来评估失眠患者的抑郁和焦虑程度[A47]。结果表明,与单用佐匹克隆相比,针灸联合佐匹克隆在改善 HAMD 和 HAMA 分值上无统计学差异(HAMD:$MD-0.18, 95\%\ CI$ $[-0.66, 0.30]$, HAMA:$MD-0.10, 95\%\ CI$ $[-0.67, 0.47]$)[A47]。

3)抑郁和焦虑自测量表(SDS 和 SAS):有6项研究使用了 SDS 评估失眠患者的抑郁情况[A4, A6, A14, A26, A28, A80]。其中2项研究报告了总得分,结果提示针刺在改善 SDS 分值上优于艾司唑仑和氯硝西泮($MD-8.11, 95\%\ CI$ $[-15.98, -0.24]$, $I^2 = 86\%$)[A14, A28]。2项研究报告了 SDS 指数而非总分,结果提示针刺在改善 SDS 分值上与苯二氮䓬类或非苯二氮䓬类药物无差异($MD-0.04, 95\%\ CI$ $[-0.10, 0.02]$, $I^2 = 0\%$)[A6, A26]。而与5-羟色胺拮抗剂和再摄取抑制剂(盐酸曲唑酮)相比,针刺在提高 SDS 指数上无明显优势($MD\ 0.31, 95\%\ CI$ $[0.26, 0.36]$)[A4]。仅有1项研究使用了 SAS 评估焦虑情况,研究结果表明,针刺在改善 SAS 分值方面与艾司唑仑相比也无显著的优势($MD-3.17, 95\%\ CI$ $[-6.57, 0.23]$)[A28]。

(4)日间状况和生活质量量表

1)Epworth 嗜睡量表(ESS):有一项研究使用了 Epworth 嗜睡量表,结果提示与艾司唑仑相比,针刺后 ESS 总分显著降低(MD-4.25,95% CI［-5.80,-2.70］)[A12]。

2) 健康调查简表(SF-36):有一项研究使用了健康调查简表评估了失眠患者生活质量[A15]。结果提示,针对心理健康和身体健康方面,针刺联合艾司唑仑与安慰针联合艾司唑仑相比,SF-36 得分并无差异(MD-2.10,95% CI［-9.04,4.84］)和(MD 1.30,95% CI［-2.55,5.15］)[A15]。

3) 中华生存质量量表(CH-QOL):有一项研究使用了 CH-QOL 评估失眠患者的生存质量。结果表明与氯硝西泮相比,针刺能提高失眠患者的生存质量(MD10.27,95% CI［7.43,13.10］)[A14]。

4) 世界卫生组织生活质量测定简表(WHOQOLQ-BREF):有一项研究使用世界卫生组织生活质量测定简表(WHOQOL-BREF)中的 CBT-I 来评估更年期失眠的患者情况。结果提示与安慰针相比,针刺改善了更年期失眠患者的生活质量(MD7.76,95% CI［4.56,10.96］)[A16]。

(5)有效率

1) 有效率(参考《中药新药临床研究指导原则》):有 31 项研究参照《中药新药临床研究指导原则》制定的"有效率"来评价治疗失眠的疗效。此"有效率"是通过计算失眠的缓解程度和睡眠时间增加来定义的。一项研究提示,与安慰针相比,针刺治疗失眠的有效率无明显提高(MD 1.07,95% CI［0.92,1.25］)[A37];与苯二氮䓬类或非苯二氮䓬类药物相比,针刺治疗失眠的有效率提高了 1.12 倍(95% CI［1.06,1.19］I^2=59%);针刺优于苯二氮䓬类药物,而与非苯二氮䓬类药物相比差异不大(表 7-5)。另一项研究提示针刺和5- 羟色胺拮抗剂和再摄取抑制剂曲唑酮相比亦无明显差异(风险比,RR 1.04,95% CI［0.90,1.19］)。

与单用艾司唑仑相比,针刺联合艾司唑仑治疗失眠的有效率提高了 1.31倍(1.12,1.52,I^2=26%)。另一项研究是评价中风后失眠,结果提示针刺的有效率有所提高(RR 1.10,95% CI［1.04,1.17］)[A40]。有 2 项研究提示,针刺联合心理疗法与单独使用心理治疗相比没有显著差异(表 7-5)。

2) 有效率(参考《中医病症诊断疗效标准》):有 5 项研究参照《中医病症诊断疗效标准》制定的"有效率"来评价治疗失眠的疗效。此"有效率"是通

过计算睡眠时间的增加和伴随症状的改善来定义的。与苯二氮䓬类或非苯
二氮䓬类药物治疗失眠相比,针刺更能提高有效率(*RR* 1.22,95% *CI*［1.07,
1.39］,*I²*=33%)(表 7-5)。与地西泮相比,针刺治疗中风后失眠的有效率也显
著提高(*RR*1.77,95% *CI*［1.19,2.62］)。

　　3)不良事件:总的来说,52 项研究中有 37 项未提及不良事件。有 15 项
研究[A2,A4,A6,A15~A17,A24,A32~A34,A36,A37,A44,A47,A50]报告了不良事件,只有一项研究
没有不良事件[A16]。针灸组不良事件包括针刺点瘀血(22 例),头晕(7 例),头
痛(5 例),口干(3 例),针刺后疼痛(3 例),晕针(2 例),疲劳(2 例),心电图异常
(1 例),淋巴细胞计数异常(1 例)。而对照组不良事件包括头痛(38 例),头
晕(36 例),假针刺点瘀血(33 例),疲劳(15 例),步态不稳(14 例),药物依赖
(8 例),肌肉抽搐(8 例),恶心(6 例),口干(5 例),嗜睡(5 例),假针刺后疼痛(4
例),白细胞数异常(2 例),口苦(2 例),心电图异常(1 例),便秘(1 例),食欲不
振(1 例)。

表 7-5　针灸治疗失眠的有效率总结

对照	结局指标	研究数 (受试者数)	有效值 *RR* ［95% *CI*］	*I²*/%	纳入研究
苯二氮䓬类 或非苯二氮 䓬类药物	有效率(参考《中药 新药临床研究指导 原则》)	20(1 717)	1.12［1.06,1.19］*	59	A1,A3,A5,A6, A10,A13,A14, A18~A23,A26, A27,A29,A34, A29,A41,A43
苯二氮䓬类 药物	有效率(参考《中药 新药临床研究指导 原则》)	18(1 546)	1.13［1.06,1.20］*	62	A1,A3,A5,A6, A10,A13,A14, A18~A23,A26, A27,A29,A34, A29,A41,A43
非苯二氮䓬 类药物	有效率(参考《中药 新药临床研究指导 原则》)	2(171)	1.06［0.93,1.20］	20	A6,A27

续表

对照	结局指标	研究数（受试者数）	有效值 *RR* [95% *CI*]	I^2/%	纳入研究
针灸+药物治疗	有效率（参考《中药新药临床研究指导原则》）	3(236)	1.31 [1.12,1.52]	26	A17,A30,A32
针灸+心理疗法	有效率（参考《中药新药临床研究指导原则》）	2(116)	1.18 [0.83,1.68]	75	A8,A48
苯二氮䓬类或非苯二氮䓬类药物	有效率（参考《中医病症诊断疗效标准》）	4(361)	1.22 [1.07,1.39][*]	33	A31,A36,A42,A49

备注:* 有统计学意义。

（6）GRADE 证据质量分级

1）针刺 vs. 安慰剂：针刺与安慰剂对比治疗失眠的 GRADE 主要结果总结见表 7-6。总体来说,针刺在改善主观睡眠质量(PSQI)方面优于安慰剂,但证据质量低。目前未见其他结局指标。

2）针刺 vs. 苯二氮䓬类 / 非苯二氮䓬类药物：针刺与苯二氮䓬类 / 非苯二氮䓬类药物对比治疗失眠的 GRADE 主要结果总结见表 7-7。针刺在改善主观睡眠质量(PSQI)方面优于苯二氮䓬类 / 非苯二氮䓬类药物治疗组,但证据质量为低;在多导睡眠图测量的睡眠参数(患者报告)方面无显著差异。

表 7-6 GRADE 主要结果总结表：针刺 vs. 安慰剂

结局指标	受试者数（研究数）	证据质量（GRADE）	相对效应(95% *CI*)	预期绝对效应	
				安慰剂	中药 vs. 安慰剂(95% *CI*)
睡眠质量(PSQI)疗程：平均 14 天	150 (2 RCTs)	⊕⊕○○ 低[1,2]	–	12 分	降低 4.22 分 (−5.56,−2.89)

入睡时间,总睡眠时间,睡眠效率,睡后觉醒(患者报告)没有提及

续表

结局指标	受试者数（研究数）	证据质量（GRADE）	相对效应（95% CI）	预期绝对效应	
				安慰剂	中药 vs. 安慰剂（95% CI）
不良事件	110（3 RCTs）	有 3 项研究报道了不良事件，2 项研究未发现不良事件。针灸组中，不良事件包括血瘀（5 例）、疼痛（2 例）和晕针（1 例）；安慰剂组的不良事件包括疼痛（2 例）和血瘀（1 例）			

证据降级理由：1. 一项研究使用了不恰当的安慰剂，且未对研究人员设盲；2. 样本量不足限制结果精确性

纳入的研究：睡眠质量：A24，A44；不良事件：A16，A24，A44

表 7-7　GRADE 主要结果总结表：针刺 vs. 苯二氮䓬类 / 非苯二氮䓬类

结局指标	受试者数（研究数）	证据质量（GRADE）	相对效应（95% CI）	预期绝对效应	
				苯二氮䓬类 / 非苯二氮䓬类药物	中药 vs. 苯二氮䓬类 / 非苯二氮䓬类药物
睡眠质量（PSQI）疗程：平均 3.7 周	1171（17 RCTs）	⊕⊕○○低[1,2]	–	10.34 分	降低 1.98 分（-2.73，-1.22）
入睡时间（患者报告）疗程：平均 20 天	60（1 RCT）	⊕⊕○○低[1,3]	–	18.7 分钟	缩短 0.7 分钟（-6.14，7.54）
总睡眠时间（患者报告）疗程：平均 20 天	60（1 RCT）	⊕⊕○○低[1,3]	–	7.94 小时	缩短 0.78 分钟（-1.13，-0.42）
睡眠效率（患者报告）疗程：平均 20 天	60（1 RCT）	⊕⊕○○低[1,3]	–	72.65%	提高 1.46%（-1.51，-4.43）
睡后觉醒（患者报告）	无报道				

续表

结局指标	受试者数(研究数)	证据质量(GRADE)	相对效应(95% CI)	预期绝对效应	
				苯二氮䓬类/非苯二氮䓬类药物	中药 vs. 苯二氮䓬类/非苯二氮䓬类药物
不良事件	339(5 RCTs)		有 5 项研究报道了不良事件,而 30 项研究未发现不良事件。针刺组的不良事件有 2 例,包括晕针(1 例)和治疗后疼痛(1 例);对照组不良事件有 73 例,分别为头痛(16 例),眩晕(17 例),疲劳(15 例),步态不稳(14 例),药物依赖(8 例),嗜睡(2 例),恶心(1 例)		

证据降级理由:
1. 受试者和研究人员未设盲,2. 统计学异质性大,3. 样本量不足限制结果的精确性

纳入的研究:
睡眠质量:A6,A9,A10,A12,A14,A19,A22,A26~A29,A34,A35,A39,A45,A49,A50
入睡时间、总睡眠时间、睡眠效率:A29
不良事件:A4,A33,A34,A36,A50

5. 其他针灸疗法

(1)电针

1 项研究对比电针与安慰针(Streitberger 法)对失眠的疗效[A87]。结局指标包括:匹兹堡睡眠质量指数(PSQI)、失眠严重指数(ISI)、使用手腕体动记录仪和睡眠日记测量的睡眠参数及医院焦虑抑郁量表(HADS)。Meta 分析提示,除了通过睡眠日记计算得出的睡眠效率外(MD 7.50%,95% CI [1.56,13.44])[A87],电针和安慰针在对失眠的改善方面无明显差异。

共有 6 项研究对比分析了电针与苯二氮䓬类/非苯二氮䓬类药物对失眠的疗效[A79,A82~A86]。与苯二氮䓬类/非苯二氮䓬类药物相比,电针能更好地改善失眠患者的 PSQI 与 AIS 总评分(MD-2.22,95% CI [-2.78,-1.66],I^2=0%)[A83~A86] 和(MD-1.72,95% CI [-2.97,-0.47])[A85],而在改善 SSQ 评分方面没有明显差异[A85]。在有效率方面,有 4 项研究结果提示电针治疗失眠优于苯二氮䓬类/非苯二氮䓬类药物(参考《中药新药治疗失眠的临床研究指导原则》)(RR 1.24,95% CI [1.10,1.41],I^2=0%)[A82,A83,A85,A86];另有 2 项研究也得出同样结果(参考《中医病症诊断疗效标准》)(RR 1.41,95% CI [1.21,1.64],

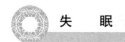

I^2=77%)[A84]。

有一项研究对比了电针与 5-羟色胺拮抗剂和再摄取抑制剂(曲唑酮)治疗失眠的疗效[A80]。使用 HAMD(*MD* 1.33,95% *CI*［-0.97,3.63］)和 SAS(*MD* 3.50,95% *CI*［-1.72,8.72］)作为结局指标时,两组比较疗效无显著差异;而使用 SDS 作为结局指标时,曲唑酮比电针有优势(*MD* 6.53,95% *CI*［0.39,12.67］)[A80]。

在不良事件方面,有 4 项研究报道了不良事件[A79,A80,A81,A87]。电针组的不良事件有头痛(4 例),疲劳(2 例),手麻(2 例)和血瘀(1 例)。对照组中的不良事件有头痛(10 例),头晕(7 例),疲劳(3 例),皮疹(1 例),口干(1 例),便秘(1例),恶心(1 例),食欲不振(1 例),消化功能紊乱(1 例),失眠加重(1 例)。

(2)头皮针

与氯硝西泮和艾司唑仑相比,头皮针对失眠患者的主观睡眠质量改善作用更优(*MD*-3.99,95% *CI*［-7.04,-0.94］,I^2=95%)[A93~A96]。另一项研究使用 AIS 作为结局指标,结果提示头皮针对失眠的改善程度亦优于艾司唑仑(*MD* -3.94,95% *CI*［-6.17,-1.71］)[A92]。纳入 4 项研究的 Meta 分析提示,在有效率方面,头皮针治疗失眠与苯二氮䓬类药物没有明显差异(*RR*1.26,95% *CI*［0.99,1.60］,I^2=83%)[A93~A95,A97]。有一项研究使用了 HAMD 和 HAMA 量表来评估失眠患者的抑郁和焦虑情况,结果提示头皮针较其他疗法能更好地改善失眠患者的抑郁(*MD*-1.55,95% *CI*［-2.77,-0.33］)和焦虑(*MD*-1.74［-2.88,-0.60］)[A96]。

有一项研究比较了联用头皮针和单独使用艾司唑仑对失眠的效果[A96]。结果提示,联用头皮针能增强单独使用艾司唑仑对失眠的改善,包括:PSQI(MD-2.32,95% *CI*［-3.94,-0.70］)和 AIS(*MD*-3.47,95% *CI*［-5.85,-1.09］)[A92]。

只有一项研究报道了不良事件[A94]。该不良事件出现在艾司唑仑对照组,包括头晕、疲劳、心悸、腹胀和恶心(4 例)。

(3)耳针

有一项研究采用睡眠效率(Karolinska 睡眠日记)作为改善失眠的评价指标。结果提示,耳针组与假耳针组疗效并无显著差异(*MD*-4.00%,95% *CI*［-16.23,8.23］)[A78]。研究报告未提及不良事件。

(4)针刺联合耳穴按压

有 12 项研究评估了针刺联合耳穴按压治疗失眠的疗效[A53~A63,A97]。仅有一项研究比较联用针刺 + 耳穴按压与单纯使用认知行为疗法，其余均将药物治疗作为对照组[A58]。一项研究将普通针刺、耳穴按压与头皮针相结合[A97]作为干预组。除了一项研究是关于卒中后失眠的,其余均为单纯性失眠的研究。大多数研究的针刺为每天一次留针 30 分钟,耳穴按压 1~20 次,总疗程为 10~60 天。除了 3 项研究使用耳穴磁珠贴压,其他研究均使用王不留行籽。最常用针刺穴位为百会(GV20)、神门(HT7)、三阴交(SP6)。最常用的耳穴为神门(TF_4)、交感(AH_{6a})、心(CO_{15})。

有 5 项研究使用 PSQI 评价主观睡眠质量,它们的 Meta 分析结果提示,针刺联合耳穴按压明显优于与苯二氮䓬类 / 非苯二氮䓬类药物(MD 4.36,95% CI［−5.42,−3.29］,I^2=64%)[A54,A59~A61,A63]。有 3 项研究采用有效率(参考《中药新药治疗失眠的临床研究指导原则》)作为疗效指标。Meta 分析结果提示,针刺联合耳穴按压治疗失眠显著优于苯二氮䓬类 / 非苯二氮䓬类药物(RR 1.22,95% CI［1.11,1.33］,I^2=0%)[A53,A61,A63]。未见采用其他结局指标的研究。其中有一项研究在卒中后失眠的患者身上进行,结果提示,与艾司唑仑相比,针刺联合耳穴按压在提高有效率方面更有优势(RR 1.32,95% CI［1.05,1.65］),但在改善 PSQI 评分上则未见显著差异(MD−0.51,95% CI［−1.92,0.90］)[A62]。

不良事件方面,干预组出现了晕针(1 例)[A62];对照组(艾司唑仑)出现头晕(17 例),记忆力减退(14 例),疲劳(15 例),食欲不振(9 例),头痛(2 例)及异常兴奋性(1 例)[A53,A62]。

(5)耳穴按压

有 9 项研究评估了耳穴按压治疗失眠的疗效[A69~A77]。对照组有苯二氮䓬类药物(5 项研究)[A69,A72~A74,A77]、安慰耳贴 / 假耳穴按压(3 项研究)[A70,A71,A76],以及失眠的认知行为疗法(1 项)[A75]。常见的中医证型有脾虚生热和心脾两虚两类[A69,A72]。各有 1 项研究评估了术后失眠[A72]、更年期失眠[A74]、慢性肾病合并失眠[A75]。有 2 项研究用耳穴磁珠贴压[A73,A76],其他则使用王不留行籽。耳穴按压的疗程为 7~56 天。常用耳部穴位有神门(TF_4)、皮质下(AT_4)、心

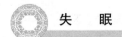

（CO_{15}）、脾（CO_{13}）及交感（AH_{6a}）。

有 2 项研究使用 PSQI 评估睡眠质量，Meta 分析结果提示耳穴按压显著优于假耳穴按压（MD–2.51，95% CI［–5.66，–2.22］，I^2=80%）[A70,A71]。针对PSQI，纳入 2 项研究的 Meta 分析提示，耳穴按压较地西泮和艾司唑仑在改善主观睡眠质量方面效果更优（MD–2.51，95% CI［–3.19，–1.83］，I^2=90%）[A69,A77]。以 AIS 为结局指标进行评价，耳穴按压在改善主观睡眠质量方面显著优于地西泮和艾司唑仑（MD–4.66，95% CI［–5.70，–3.62］）[A69]。此外，有 3 项研究提示耳穴按压的有效率显著高于苯二氮䓬类药物（RR 1.40，95% CI［1.21，1.63］，I^2= 0%）[A69,A73,A77]。

有 1 项研究表明耳穴按压和地西泮治疗术后失眠的有效率相当（RR 1.15，95% CI［0.94，1.40］）[A72]。使用 SDS 和 SAS 进行评估，耳穴按压较其他疗法能更好地改善更年期失眠患者的抑郁状态（MD–0.55，95% CI［–0.80，–0.30］）和焦虑状态（MD–7.00，95% CI［–10.19，–3.81］）[A75]；使用 PSQI 进行评估，耳穴按压能更好地改善术后失眠患者的睡眠质量（MD–0.55，95% CI［–0.80，–0.30］）[A75]。另一项使用 PSQI 量表的研究显示在慢性肾病合并失眠的患者中，耳穴按压明显优于艾司唑仑（MD 3.10，95% CI［1.42，4.78］）[A74]。

在不良事件方面，耳穴按压组出现局部皮肤发红（2 例）和疼痛（2 例）[A73,A77]；艾司唑仑对照组出现药物依赖（25 例）、头晕（3 例）、头痛（2 例）、疲劳（2 例）和口干（1 例）[A73,A77]。

（6）体穴按压

有 5 项研究评估了体穴按压的疗效，然而每项研究采用的穴位和刺激方式都不同。其中 2 项用手指按压穴位[A66,A67]，1 项使用穴位磁疗法[A65]，1 项使用低周波治疗仪刺激穴位[A64]，另 1 项使用电锟针[A68]。体穴按压的疗程为 7~30 天，每天或隔一天治疗 1 次。

由于干预措施各不相同，研究结果不能通过 Meta 分析进行合并。与空白对照组相比，体穴按压更多地延长了快速动眼时长（MD 50.82，95% CI［3.61，98.03］），同时也更多地延长了 S_3 和 S_4 期睡眠时相（MD 22.91，95% CI［7.65，38.17］），但明显缩短了 S_1 睡眠时相（MD–40.56，95% CI［–66.13，–14.99］），而在 S_2 睡眠时相方面两组无明显差异（MD 30.04，95% CI［–9.15，

69.23])^A67。

联用体穴按压可加强认知行为疗法对失眠患者睡眠质量的改善(PSQI：
MD–2.50,95% *CI*［–3.67,–1.33］；SRSS 量表：*MD*–1.85,95% *CI*［–2.93,–0.77］)；
而且能更好地降低失眠患者的焦虑状态(SAS 量表：*MD*–3.42,95% *CI*
［–5.41,–1.43］)^A66。一项研究表明：与地西泮相比,用穴位磁疗法治疗失眠可
提高有效率(*RR* 1.31,95% *CI*［1.14,1.51］)^A65。另一项研究表明低周波疗法在
改善 SRSS 量表方面优于氯硝西泮(*MD*–5.62,95% *CI*［–7.18,–4.06］)^A64。

在 PSQI 评价主观睡眠质量方面,有一项研究提示：与艾司唑仑相
比,电锟针按压穴位更能改善患者的睡眠质量(*MD*–3.22,95% *CI*［–4.88,
–1.56］)。该研究同时使用了多导睡眠仪分析两组的入睡潜伏期,研究结果
表明,电锟针按压穴位能明显缩短入睡潜伏期(*MD*–12.60,95% *CI*［–21.68,
–3.52］)及提高睡眠效率(*MD* 7.78,95% *CI*［0.09,15.47］)^A68。

对于不良事件,除了一项研究有相关报道外^A65,其他研究并未提及。其
中干预组有 2 例出现复发；而地西泮对照组有 32 例出现复发,其他不良事件
有嗜睡(10 例)、疲劳(7 例)、记忆力下降(5 例)和头晕(3 例)。

(7)艾灸

有 5 项研究使用了艾灸作为治疗失眠的干预措施^A88~A91,其中艾条
灸 2 项^A90,A91,隔药灸 1 项^A88,温针灸 1 项^A89。研究中报道的证型包括
了心脾两虚和心肾不交。艾灸的治疗为每天一次,疗程为 6 天~4 周。常
用穴位有心俞(BL15)、肝俞(BL18)、脾俞(BL20)、肾俞(BL23)和涌泉穴
(KI1)。

PSQI 的 Meta 分析提示,艾灸在改善主观睡眠质量方面优于苯二氮䓬类
药物(*MD*–3.65,95% *CI*［–6.63,–0.68］,I^2=90%)^A88~A91。有 2 项研究的 Meta
分析提示,艾灸治疗失眠能更好地提高有效率(*RR*1.32,95% *CI*［1.08,1.62］,
I^2=0%)。但艾灸和艾司唑仑在改善失眠患者的抑郁状态方面(SDS)并无显著
差异(*MD*–5.19,95% *CI*［–10.50,0.12］)^A90。

安全性方面,只有 2 项研究报道了不良事件^A90,A91。艾灸组的不良事件
有局部疼痛流血(4 例)和烫伤(2 例)。艾司唑仑组的不良事件有疲劳(16 例)、
嗜睡(14 例)和眩晕(9 例)。

6. 针灸疗法治疗失眠 Meta 分析的有效穴位频次总结

表 7-8 展示了 Meta 分析中的穴位,提示百会(GV20)与耳穴神门(TF$_4$)最常用。

表 7-8　针灸疗法治疗失眠 Meta 分析的有效穴位频次总结表

干预措施	结局指标	Meta 分析数	纳入文献数	穴位(研究数)
针刺联合电针	主观睡眠质量	6[1]	31	GV20 百会(n=18)、SP6 三阴交(n=16)、EX-HN1 四神聪(n=12)、PC6 内关(n=11)、GV24 神庭(n=10)、HT7 神门(n=10)、安眠(n=7)、ST36 足三里(n=7)、GV24$^+$ 印堂(n=7)、CV6 气海(n=6)
	抑郁	1[2]	2	PC6 内关(n=2)、SP6 三阴交(n=2)
	有效率	3[3]	7	GV20 百会(n=4)、EX-HN3 印堂(n=4)、安眠(n=3)、EX-HN1 四神聪(n=3)、SP6 三阴交(n=3)
针刺联合耳穴按压	主观睡眠质量	1[4]	5	GV20 百会(n=5)、HT7 神门(n=5)、CO$_{15}$ 心(n=4)、TF$_4$ 神门(n=4)、CO$_{13}$ 脾(n=4)、AH$_{6a}$ 交感(n=4)、PC6 内关(n=4)、SP6 三阴交(n=4)
	有效率	1[5]	3	TF$_4$ 神门(n=3)、GV20 百会(n=3)
耳穴按压	主观睡眠质量	2[6]	4	TF$_4$ 神门(n=4)、CO$_{15}$ 心(n=3)、AT$_4$ 皮质下(n=3)
	有效率	1[7]	3	TF$_4$ 神门(n=2)、AT$_4$ 皮质下(n=2)、AH$_{6a}$ 交感(n=2)
艾灸	主观睡眠质量	1[8]	4	BL15 心俞(n=4)、BL23 肾俞(n=4)、BL18 肝俞(n=3)、BL20 脾俞(n=3)、HT7 神门(n=3)、PC6 内关(n=3)
	有效率	1[9]	2	BL15 心俞(n=2)、BL23 肾俞(n=2)、BL18 肝俞(n=2)、KI1 涌泉(n=2)

(二)基于非随机对照试验(CCT)的临床证据

1. 基本特征

共纳入 6 项针灸治疗失眠的非随机对照试验(805 名受试者)[A98~A103]。受试者的失眠病史为 3 个月 ~ 7 年,年龄 18~75 岁。在有报道性别的研究中,男女比例为 331∶389。除 1 项研究评价共病性失眠(慢性肾病性失眠)外,其余研究均评价原发性失眠[A103]。有 1 项针灸的研究采取辨证施治,报告的证型包括阴虚火旺、心脾两虚、肝郁化火、痰热内扰和心虚胆怯[A99]。

其中有 5 项研究比较针刺与地西泮 / 艾司唑仑治疗失眠的效果[A98~A102];有 1 项比较联合耳穴按压与单纯进行睡眠健康教育的疗效[A103]。纳入的研究共报道了 29 个穴位,最常用的穴位是三阴交(SP6,4 项研究)、百会(GV20,3 项研究)、内关(PC6,3 项研究)和四神聪(EX-HN1,3 项研究)。

2. 针灸治疗失眠的疗效

(1)针刺

有 3 项研究对比分析了针刺与苯二氮䓬类药物治疗失眠的疗效[A99~A101]。其中 2 项研究表明,针刺与地西泮或艾司唑仑相比,治疗失眠的有效率更高(RR 1.38,95% CI [1.07,1.79],I^2=83%)[A99,A101]。1 项研究提示,联用针刺较单纯使用艾司唑仑治疗失眠的有效率更高(RR1.31,95% CI [1.05,1.64])[A100]。这些研究没有提及不良事件的监测。

(2)耳穴按压

与单用睡眠卫生教育相比,耳穴按压联合睡眠卫生教育改善了基于 PSQI 的共病性失眠(如慢性肾病性失眠)患者的主观睡眠质量(MD–3.28,95% CI [–4.68,–1.88])[A103]。这些研究未采用其他结局指标,也未见不良事件的相关报道。

(三)基于无对照研究的临床证据

共纳入 65 项针灸治疗失眠无对照研究(3 651 名受试者)[A104~A168]。由于随机对照试验的数据量充足并能提供更好的质量证据,因此未对无对照研究的结果进行分析,只对其总体特征进行了描述。所有的此类研究均为病例系列,失眠的干预措施包括针刺(41 项研究)、耳针(15 项研究)、针灸加耳针(4 项研究)、体穴按压(2 项研究)、耳穴联合体穴按压(1 项研究)、耳穴按压联合电针(1 项研究)和头皮针(1 项研究)。

其中有 61 项研究在单纯性失眠患者身上开展;其他 4 项研究关于共病性失眠[A105,A148,A157,A160],合并诊断包括:慢性肾病[A148,A160]、卒中[A157]及焦虑[A105]。有 13 项研究报道了中医证型,其中有 6 项是纳入多种证型的失眠患者。研究中最常见的证型为：心脾两虚与肝郁化火（表 7-9）。关于针灸的安全性问题，仅有 1 项对比头针与药物治疗的研究报道了不良事件，包括了服药后的眩晕和不适，但确切例数不详[A168]。

其中有 7 项研究进行辨证取穴施治[A105,A117,A125,A145,A167]，其他研究采用统一、固定的穴位处方。研究中共报道了 82 个治疗失眠的穴位，其中最常用的经络穴位为：神门（HT7）、三阴交（SP6）、百会（GV20）；而最常用的耳穴是：心（CO_{15}）、神门（TF_4）、皮质下（AT_4）（表 7-9）。

表 7-9　针灸治疗失眠无对照临床研究特征总结

研究数	受试者数	常见证型（研究数）	常见穴位（研究数）
65	3 615	心脾两虚（$n=6$）	HT7 神门（$n=32$）
		肝郁化火（$n=6$）	SP6 三阴交（$n=26$）
		阴虚火旺（$n=4$）	GV20 百会（$n=25$）
		痰热内蕴（$n=3$）	PC6 内关（$n=23$）
		胆虚气怯（$n=3$）	EX-HN1 四神聪（$n=19$）
			耳穴——CO_{15} 心（$n=18$）
			耳穴——TF_4 神门（$n=16$）
			耳穴——AT_4 皮质下（$n=15$）
			LR3 太冲（$n=14$）
			耳穴——AH_{6a} 交感（$n=13$）
			ST36 足三里（$n=13$）

四、主要结果总结

针灸可改善失眠患者的主观睡眠质量，对其他相关症状也存在潜在的益处。这里提到的针灸包括毫针针刺、电针、耳穴按压、头针、体穴按压、艾灸等 14 种不同类型相关疗法。针灸治疗失眠有优势的 Meta 分析中的常见经络穴位有：百会（GV20）、三阴交（SP6）、神门（HT7）、四神聪（EX-HN1）、内关（PC6）；常用耳穴有神门（TF_4）、心（CO_{15}）、皮质下（AT_4）和交感（AH_{6a}）。在纳入的研究中，辨病论治较辨证论治更为普遍。在报道证型的研究中，最常见的中医证型有心脾两虚、肝郁化火证、阴虚火旺。纵观所有纳入的临床研究，失眠的中医证型与指南及教科书所描述的主要证型没有原则性的差别。

针刺是本章临床研究中最常见的针灸疗法。与安慰剂、苯二氮䓬类/非苯二氮䓬类药物相比,针灸在改善睡眠质量方面更有优势;针灸联合苯二氮䓬类/非苯二氮䓬类药物治疗失眠比单独使用苯二氮䓬类药物的疗效更佳。其他针灸疗法包括电针、艾灸、头针,它们的优势与针刺相似。采用PSQI评价睡眠质量的研究提示,针刺结合耳穴按压的效应量最大。这提示,针灸综合疗法可能优于单一的针灸疗法。

　　使用客观的睡眠测量工具(例如:多导睡眠仪或体动记录仪)评估针灸治疗失眠的疗效不太常见。仅有的小样本研究提示,针灸在改善睡眠效率、入睡时间和入睡后觉醒方面可能与药物治疗或假针刺具有同样的作用,然而在延长总睡眠时间方面不一定具有优势。评价失眠患者的焦虑与抑郁症状分别有他评和自评两类量表,无论是采用哪种结局指标均未能为针灸改善失眠患者的焦虑/抑郁症状提供确凿的证据;但从统计数据来看,针灸对改善焦虑可能有一些潜在的益处。大量的采用有效率作为疗效指标的研究均提示,针灸优于药物治疗,而且联用针灸优于单用药物治疗。

　　关于共病性失眠如围绝经期失眠、卒中后失眠、慢性肾病合并失眠的研究略少。研究结果表明,针灸对共病性失眠的改善作用与单纯性失眠相似,然而由于样本量少,暂无法得出明确的结论。

　　值得一提的是,纳入的研究在设计上与执行上的严谨性不佳,例如缺乏合适的随机序列产生方法、分配隐藏和盲法实施往往不够充分,因此需谨慎解读阳性结果,否则会出现过扩大效应量的问题。此外,Meta分析的高异质性值得深思。我们考虑,异质性出现可能是与针灸方案不同(例如:穴位组合、治疗频率、疗程)、失眠患者的病程与严重程度不同、失眠的亚类不同、各种结局指标版本/测量方法不同有关。这提示,研究的重复性有限。

　　对于针灸的安全性问题,纳入的研究较少报道不良事件。针灸干预组的常见不良事件为:局部瘀血、疼痛和晕针;而对照组的不良事件多为明确的精神类药物不良反应。

　　总的来说,目前的临床证据提示,针灸及其相关疗法可改善失眠患者的睡眠质量,且安全性良好。但这些研究存在一定的偏倚风险,应综合考虑患者的意愿、医生的针灸临床实践能力与当地的卫生保健情况考虑是否使用针灸

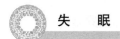

对失眠患者进行治疗。

参 考 文 献

1. CHEUK D K, YEUNG W F, CHUNG K F, et al. Acupuncture for insomnia [J]. Cochrane Database Syst Rev, 2012, 12 (9): CD005472. DOI: 10. 1002/14651858. CD005472. pub3.

2. LEE M S, SHIN B C, SUEN L K, et al. Auricular acupuncture for insomnia: a systematic review [J]. Int J Clin Pract, 2008, 62 (11): 1744-1752.

3. YEUNG W F, CHUNG K F, POON M M, et al. Acupressure, reflexology, and auricular acupressure for insomnia: a systematic review of randomized controlled trials [J]. Sleep Med, 2012, 13 (8): 971-984.

4. SOK S R, ERLEN J A, KIM K B. Effects of acupuncture therapy on insomnia [J]. J Adv Nurs, 2003, 44 (4): 375-384.

5. CAO H, PAN X, LI H, et al. Acupuncture for treatment of insomnia: a systematic review of randomized controlled trials [J]. J Altern Complement Med, 2009, 15 (11): 1171-1186.

6. HUANG W, KUTNER N, BLIWISE D L. A systematic review of the effects of acupuncture in treating insomnia [J]. Sleep Med Rev, 2009, 13 (1): 73-104.

7. YEUNG W F, CHUNG K F, LEUNG Y K, et al. Traditional needle acupuncture treatment for insomnia: a systematic review of randomized controlled trials [J]. Sleep Med, 2009, 10 (7): 694-704.

第八章　其他中医疗法治疗失眠的临床研究证据

导语:治疗失眠的其他中医疗法包括推拿、拔罐、滚针与食疗。本章共纳入 14 项研究,它们的结果提示这些疗法能在一定程度上改善失眠患者的主观睡眠。而且,这些中医疗法与西药联用也较单用西药效果更显著。

一、临床研究文献特征

中英文数据库共检出 47 396 篇相关文献。在除重与筛选后,共纳入 8 项随机对照试验[O1~O8] 和 6 个无对照研究(病例系列)[O9~O14],包括 1 232 名受试者(图 8-1)。其中,评价推拿治疗失眠的疗效有 8 项研究[O1~O4,O9~O12],拔罐[O7,O8]、滚针[O5,O6] 与食疗[O13,O14] 各 2 项。仅有 2 项研究提到受试者的证型,包括肝气郁结、心脾两虚、气血两虚、心神不宁、阴虚火旺、痰热内扰[O11,O14]。

二、最新临床研究证据

(一)随机对照试验(RCT)

1. 基本特征

在 8 项随机对照试验中[O1~O8],推拿相关的有 4 项,拔罐有 2 项,滚针有 2 项,共纳入了 826 名受试者。其中,有 5 项研究对比中医疗法与西药治疗(包括艾司唑仑和唑吡坦)的效果,有 3 项研究则对比中医疗法联合西药与单独用西药治疗(包括氯硝西泮和阿普唑仑)的效果。受试者的年龄为 16~75 岁,女性多于男性。疗程为 2~4 周。未见纳入的随机对照试验特意研究中医证型。

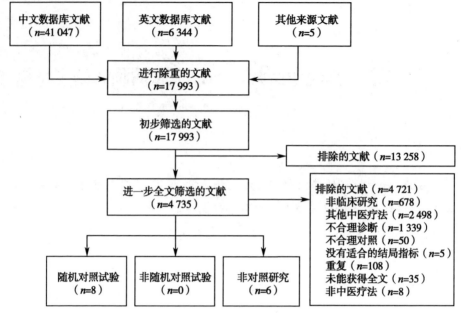

图 8-1　其他中医疗法文献筛选流程

2. 方法学的质量

其中有 4 项研究采用随机数字表或计算机产生随机序列,但都未见分配隐藏的报道[O5-O8]。因治疗措施的特殊性,受试者与研究人员均未能实施盲法。除了有 1 项研究未报道预设的结局指标[O2],其他偏倚风险未见报道。总体而言,纳入研究的方法学质量较低。

3. 各种疗法的疗效

(1) 推拿

在纳入的 4 项随机对照试验中,平均的推拿疗程为 20 天[O1-O4]。推拿采取对膀胱经和督脉实行摩、推、扫、提等手法。一些研究则针对某些特定穴采用指按法,如四神聪(EX-HN1)、印堂(GV24⁺)、背俞穴与头皮 / 太阳穴周围的非穴位区域。

三个研究的 Meta 分析提示,推拿在改善 PSQI 方面优于西药(MD–2.50,95% CI [–3.80,–1.20],I^2 = 70%)[O1,O2,O4]。另有 1 项研究提示,与单独使用阿普唑仑相比,推拿联合阿普唑仑能更好地改善睡眠质量(MD–2.40,95% CI [–4.48,–0.32])。在提高有效率方面,推拿与艾司唑仑对比没有显著的差别

108

(RR 1.00,95% CI [0.83,1.20])[O1]。至于多导睡眠仪测量的睡眠效率,推拿与艾司唑仑对比则没有显著的差异(MD 0.02%,95% CI [−0.13,0.17])[O2]。这些研究都没有提及不良事件的监测。

(2) 拔罐

共有 2 项研究评价拔罐治疗失眠的疗效。一项研究拔罐每次 5~10 分钟,隔天一次,共持续 4 周[O7];另一项研究拔罐的疗程是 20 天[O8]。2 项研究均采用玻璃罐在膀胱经两侧进行闪罐。

1 项用 PSQI 作为结局指标的研究表明[O7],与单独使用氯硝西泮相比,拔火罐联合氯硝西泮能更好地改善睡眠质量(MD−1.78,95% CI [−2.47,−1.09]),总效率也显著提高(RR 1.29,95% CI [1.10,1.51])。在采用 AIS 评估睡眠质量的研究中[O8],单独应用拔火罐和使用唑吡坦相比没有显著的差异(MD 0.17,95% CI [−0.85,1.19])。这些研究都未提及不良事件的监测。

(3) 滚针

共有 2 项研究评价滚针治疗失眠的疗效[O5,O6]。该疗法是将短针置于金属滚筒在皮肤上滚动,从而起到刺激经络的作用。其中 1 项研究[O6]每周连续干预 5 天,然后休息 2 天;而另 1 项研究则隔天治疗一次[O5],疗程均为 1 个月。每次都在头部或背部治疗 5~20 分钟。

有 1 项用 PSQI 作为结局指标的研究提示,经 1 个月的治疗,滚针联合氯硝西泮治疗较单用氯硝西泮可更好地改善睡眠质量(MD−1.67,95% CI [−2.58,−0.76])[O5,O6]。滚针治疗组的有效率是单独使用艾司唑仑的 1.37 倍(RR 1.37,95% CI [1.13,1.66])[O6]。3 个月后的随访提示,滚针组较西药组对睡眠质量仍有更好的改善(MD−2.40,95% CI [−3.30,−1.50]),但有效率则与西药组对比则无显著差异(RR 1.33,95% CI [0.89,2.00])[O6]。滚针联合氯硝西泮与单独使用氯硝西泮相比,生活质量指数有所改善(MD 0.84,95% CI [0.47,1.21])[O6]。另有 1 项研究因结果不全则没有进行分析[O5]。

(二) 无对照试验

共有 6 项病例系列研究评价推拿或食疗对失眠的疗效。推拿采用摩、推、扫、提与指按等手法[O9~O12]。食疗则包括了药膳粥、药膳汤、药酒[O13,O14]。其中,有 1 项研究采用猪心炖茯神、龙眼肉、柏子仁和大枣[O13]。其中 1 项研究则根据研究对象的不同证型给予六种不同的食疗方法,包括了由大枣、茯神、人参、龙眼肉、酸枣仁制成的粥、汤或酒[14]。研究报告均认为这些疗法有效,但不良事件的监测则都没有提及。

三、主要结果总结

这一章评价的其他中医疗法包括推拿、拔罐、滚针,仅有少量的研究符合纳入排除标准。研究报告均提示这些中医疗法无论是单独使用还是与苯二氮䓬类药物联用,都能在一定程度上改善失眠患者的总体睡眠。尽管有许多阳性的结果,但不足以充分地了解这些中医疗法的疗效与安全性。从纳入的研究来看,采用推拿、拔罐与滚针在膀胱经或督脉进行治疗是最常见的。食疗十分注重辨证论治,而其他疗法则不然。

第九章 中医综合疗法治疗失眠的临床研究证据

导语：中医综合疗法是指两项或两项以上的中医疗法联合使用，例如针药并用。通过对 9 个电子数据库进行全面检索与系统筛选，最终纳入 65 项随机对照试验，包括了 24 种不同的综合疗法。荟萃分析（Meta 分析）的结果表明，在所有的中医综合疗法中，针刺联合推拿对失眠的改善作用是最强。

一、临床研究文献特征

中英文数据库共检出 47 396 篇文献。在除重与筛选后，共有 65 项临床研究共 5 704 名受试者纳入本综述 [C1~C65]（图 9-1）。

在纳入的研究中，失眠的病程为 1 个月~30 年，但最常见的是至少一年时间。受试者的年龄为 16~85 岁，男女比例为 2 354/2 900（其余 450 受试者性别未能从研究报告中得知）。除了单纯性失眠，有 10 项研究在共病性失眠的患者身上开展。合并的诊断有：卒中 [C2,C23,C29,C46,C62]、围绝经期 [C15,C53]、尘肺 [C42]、冠心病 [C10] 与多种慢性病并存的人群（包括高血压、心脏病与糖尿病）[C40]。有 16 项研究报道了中医证型，包括心脾两虚、心肾不交、痰热内扰、阴虚火旺、气虚血瘀或气虚痰阻、肝郁化火或肝火扰心。

在纳入的研究中，共有 24 种不同的中医综合疗法（表 9-1）。其中最常见的是口服中药联合针刺治疗（15 项研究），其次是口服中药联合耳穴按压（11 项研究）。疗程为 1~8 周。共有 62 项研究的对照组为西药，包括苯二氮䓬类（艾司唑仑、阿普唑仑）和非苯二氮䓬类（佐匹克隆）；其余研究的对照组为睡眠卫生教育（2 项研究）或无治疗（1 项研究）。除了评价单用中医综合疗法的疗效，另有 15 项研究评价中医综合疗法联合西药的疗效 [C1,C10,C13,C17,C22,C23,C28,C29,C42,C48,C49,C51,C56,C61,C65]。

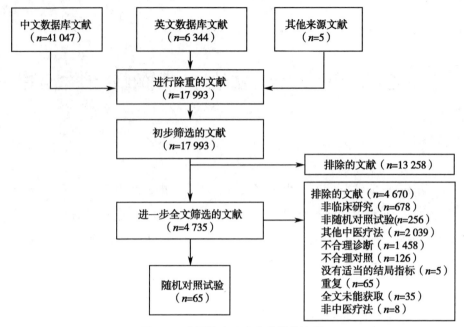

图 9-1　中医综合疗法文献筛选流程

表 9-1　治疗失眠的中医综合疗法总结

组合序列	疗法 1	疗法 2	疗法 3	研究数目
1	口服中药	针刺		15
2	口服中药	耳穴按压		11
3	针刺	推拿		8
4	中药沐足	耳穴按压		5
5	针刺	拔罐		5
6	口服中药	针刺	耳穴按压	2
7	中药局部用药	穴位按压		2
8	口服中药	穴位按压	中药沐足	1
9	口服中药	针刺	中药沐足	1

续表

组合序列	疗法 1	疗法 2	疗法 3	研究数目
10	穴位按压	推拿		1
11	中药沐足	中医情志疗法		1
12	中药沐足	食疗		1
13	中药沐足	推拿		1
14	中药沐足	针刺		1
15	耳穴按压	拔罐		1
16	电针	推拿		1
17	电针	推拿	拔罐	1
18	电针	拔罐		1
19	针刺	艾灸	拔罐	1
20	口服中药	耳穴按压		1
21	口服中药	电针		1
22	口服中药	电针	耳穴按压	1
23	口服中药	推拿		1
24	口服中药	针刺	中药沐足	1

二、最新临床研究证据

(一) 偏倚风险评价

由于干预措施的特殊性,对研究者和受试者均未实施盲法。共有 15 项研究详细描述了随机序列产生的方法[C6,C8,C15,C27,C28,C31,C36,C38,C43,C45,C46,C50,C52,C59,C61]。而有 3 项研究采用假随机的方法,包括入院日期或患者的就诊号奇偶,进行随机分配[C20,C33,C36]。其他研究均未阐明随机的方法。由于无任何一项研究发表方案,故选择性报告所带来的偏倚风险不清楚。未见结局数据不完整所带来的高风险偏倚。偏倚风险评价的总结详见表 9-2。

表 9-2　偏倚风险评价总结

偏倚风险	低风险 /n(%)	不清楚 /n(%)	高风险 /n(%)
随机序列生成	15(23.1%)	47(72.3%)	3(4.6%)
分配序列隐藏	1(1.5%)	62(95.4%)	2(3.1%)
对受试者的盲法	0	0	65(100%)
对工作人员的盲法	0	0	65(100%)
对结局盲法的评估	0	1(1.5%)	64(98.5)
不完整结果数据	65(100%)	0	0
选择性的结果报告	0	61(93.8%)	4(6.2%)

（二）中医综合疗法的疗效与安全性

1. 口服中药 + 针刺

共有 15 项研究评估口服中药联合毫针针刺对失眠的疗效[C1~C15],另有 1 项是评估中药联合电针的疗效[C16]。有 6 项研究对受试者进行辨证,证型包括气虚、痰热内扰、阴虚火旺、心脾两虚和肝郁化火。疗程为 7 天 ~6 周,平均为 1 个月。除了 2 项研究都使用血府逐瘀汤外,其他研究用的中药方剂都不一致。但组方的中药性味是相近的,最常用的是茯苓、甘草、当归、生地黄、酸枣仁和远志。针刺处方涉及 37 个不同的穴位,最为常用的是神门(HT7)、三阴交(SP6)、内关(PC6)和四神聪(EX-HN1)。

有 3 项研究用 PSQI 作为睡眠质量的测量工具。1 项研究表明中药联合针刺能改善患者睡眠质量(MD–2.97,95% CI [–3.88,–2.06])[C1]。在失眠伴随率[C2]或冠心病[C10]的人群中,也显示出对睡眠改善的作用(MD–4.16,95% CI [–5.98,–2.34];MD–1.71,95% CI [–3.00,–0.42])。2 项采用阿森斯失眠量表作为结局指标的研究也提示,中药联合针刺治疗能改善睡眠质量(MD–1.27,95% CI [–1.39,–1.15])[C11]。然而在围绝经期失眠的患者中,中药的疗效与艾司唑仑对比无显著差异(MD–1.03,95% CI [–2.92,0.86])[C15]。

7 项研究的 Meta 分析提示,中药联合针刺在提高有效率方面优于苯二氮䓬类药物(RR 1.18,95% CI [1.09,1.28]I^2 = 82%)[C3~C5,C7,C9,C11,C14]。然而,这些研究的异质性很高,影响了结果的确信度。1 项仅纳入痰热内扰证失眠患者的研究以睡眠总时间作为结局指标,结果提示,黄连温胆汤联合针刺(穴位:KI6 照海、BL62 申脉、GV24$^+$ 印堂、EX-HN1 四神聪)治疗 1 个月较艾司唑仑能更好地延长总睡眠时间(*MD* 1.91,95% *CI*[1.84,1.98])[C5]。

仅有 1 项研究监测安全性[C12]。中药联合针刺组在治疗后出现 1 例日间嗜睡与头晕,而阿普唑仑对照组也出现 1 例嗜睡、头晕、口感与消化道不适。

2. 口服中药 + 耳穴治疗

共有 11 项研究(889 名受试者)采用口服中药联合耳穴按压治疗失眠[C17~C27],有 1 项研究则采用口服中药联合耳针治疗[C28]。疗程范围为 1~80 天。所有中药处方均不一样,其中有 2 项研究采用中药辨证论治[C21,C22]。共选用 15 个耳穴,其中最常用的是心 CO_{15}、神门 TF_4、皮质下 AT_4、肾 CO_{10}。所有的对照都是苯二氮䓬类药物,包括艾司唑仑、阿普唑仑、地西泮。

在用 PSQI 测量睡眠的 1 项研究中,口服中药联合耳穴按压优于对照(*MD*–2.51,95% *CI*[–4.21,–0.81])[C21],但在用 AIS 作为结局指标的 1 项研究中则与对照无显著差别(*MD* 0.17,95% *CI*[–0.58,0.92])[C27]。相对于单用苯二氮䓬类药物,联合使用中药与耳穴按压在改善睡眠质量方面效果更优(*MD* 0.17,95% *CI*[–0.58,0.92])[C22]。合并卒中的失眠患者,中药联合耳穴按压亦能较好地改善 AIS 分值(*MD*–0.50,95% *CI*[–0.57,–0.43])[C23]。1 项以有效率作为结局指标的研究提示,中药联合耳穴按压较苯二氮䓬类药物有显著的优势(*RR* 1.19,95% *CI*[1.03,1.37],I^2 = 77%)[C18~C21,C24,C25,C27]。

共有 3 项研究发现中药治疗组的不良事件,包括大便烂与水样便(4 例)、口干(2 例)与出汗(1 例)[C27]。另外 2 项研究发现对照组(地西泮或艾司唑仑)出现不良事件,包括药物依赖(6 例)、头晕(5 例)、头晕嗜睡(3 例)、疲倦(2 例)、头痛(2 例)、记忆力下降(2 例)、心悸胸闷(2 例)与肝功能异常(2 例)。

3. 针刺 + 推拿

共有 9 项研究评价针刺联合推拿治疗失眠的疗效,疗程为 10 天 ~6 周[C29~C37]。其中最常用的针刺穴位有:安眠、三阴交(SP6)、百会(GV20)。推拿方案主要是对膀胱经、面、头、颈与腹部采用摩、滚、推、拨、按、揉的手法进行治疗。2 项研究的 Meta 分析提示,针刺联合推拿可以更好地减少 PSQI 分值(*MD*–7.73,95% *CI*[–9.93,–5.52],I^2 = 68%)[C36,C37]。尽管在统计学上这些研

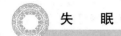

究是阳性结果,但是合并后具有一定程度的异质性,而且效应量异常大,不排除原始研究的一些数据问题。此外,针刺联合推拿较苯二氮䓬类药物能更好地提高有效率(RR 1.25,95% CI [1.17,1.34],I^2 = 0%)。

1项研究发现针刺后出现瘀青,而对照的艾司唑仑使用后出现兴奋、幻觉、口干、眩晕[C33]。合并2项研究的PSQI结果显示睡眠质量有所改善,然而,结果为异质性(MD–7.73,95% CI [–9.93,–5.52],I^2=68%)。推拿联合针刺治疗与苯二氮䓬类相比,有效率有改善(RR 1.27,95% CI [1.18,1.36],I^2=0%)。其他研究没有监测不良事件。

4. 中药沐足 + 其他中医疗法

有5项研究使用中药沐足联合穴位按压治疗失眠[C38~C42],有2项研究联合针刺和口服中药[C63,C64],联合针刺[C58]、穴位按压和口服中药[C53]、按摩[C57]、中医情志疗法[C55]、食疗[C56]各有1项研究。其中有2项研究主要在心脾两虚证的失眠患者中开展[C63,C64],另有1项研究中的食疗是根据个体辨证给予[C56]。疗程为3天~6周。常用的沐足中药包括丹参、酸枣仁和合欢皮。

纳入的研究提示,针刺或穴位按压一般选择三阴交(SP6)和涌泉(KI1)。中药沐足、针刺和口服中药联用与艾司唑仑相比在改善有效率方面无显著差异(RR 1.10,95% CI [0.78,1.55],I^2=77%)。在众多的研究中,沐足和推拿联用对减少PSQI分值的效应量最大(MD–3.71,95% CI [–4.75,–2.67])[C57]。在单纯性失眠、围绝经期失眠、失眠合并冠心病的研究中,沐足联合其他疗法能减少入睡时间[C40,C41,C53]。其中,这类疗法对围绝经期失眠的改善作用最为显著(MD–4.14,95% CI [–10.09,–4.19])。与应用艾司唑仑相比,中药沐足和穴位按压、口服中药联用能显著延长围绝经期失眠妇女的睡眠总时间(MD 0.74,95% CI [0.24,1.25])[C53];而沐足联合针刺和穴位按压则无显著优势[C40,C41]。与苯二氮䓬类药物相比,沐足、穴位按压联合苯二氮䓬类药物能显著改善有效率(RR 1.34,95% CI [1.10,1.64])[C42]。

此类研究未见不良事件的监测。

5. 针刺 + 拔罐

共有6项研究评价针刺联合拔罐治疗失眠的疗效[C43~C48],疗程为10天~4周。最常用的穴位是四神聪(EX-HN1)和神门(HT7),拔罐部位通常是膀

116

胱经和背俞穴。相对于苯二氮䓬类药物,针刺联合拔罐能更好地改善有效率(RR 1.28,95% CI [1.12,1.46],I^2 = 0%)[C43,C44,C47]。在改善睡眠质量方面(PSQI),在卒中后失眠的患者中针刺联合拔罐显著优于艾司唑仑(MD –1.86分,95% CI [–3.35,–0.37])[C46]。

此类研究未见不良事件的监测。

6. 中药 + 多种针灸相关疗法

有 3 个研究评价中药联合两种针灸相关疗法治疗失眠的疗效,其中针灸相关疗法的组合包括针刺加耳穴 [C50,C61] 与电针加耳穴 [C49]。疗程为 2~4 周,对照组均为艾司唑仑。除外 1 项研究 [C61],几乎所有的研究都提示这些综合疗法对有效率的改善显著优于西药治疗。用 SSQ 测量睡眠的 1 项研究提示,这类中医综合疗法结合艾司唑仑明显优于单用艾司唑仑(MD –4.00,95% CI [–6.82,–1.18])[C49]。

在 1 项监测安全性的研究中 [C50],中医综合疗法组出现 6 例不良事件,包括嗜睡、头晕、消化功能障碍。其他研究未见不良事件的监测。

7. 局部中药治疗 + 穴位按压

共有 2 项研究评价局部中药治疗联合穴位按压对失眠的疗效 [C51,C52]。其中 1 项研究发现 [C52],在神阙(CV8)使用安神敷脐方外敷加局部按摩在减少 PSQI 分值方面优于安慰剂(MD –8.10,95% CI [–8.79,–7.41]),而较佐匹克隆则没有显著差异(MD 0.20,95% CI [–0.45,0.85])。另外 1 项研究发现,中药药枕与穴位按压较对照组能更好地减少 PSQI 分值(MD –3.60,95% CI [–4.29,–2.91])[C51]。这项研究所采用的穴位包括:印堂(GV24[+])、迎香(LI20)、安眠、风池(GB20)、肩井(GB21)、神门(HT7)与三阴交(SP6)。其中 1 项研究发现在中药局部治疗的区域出现皮肤泛红 [C52]。

8. 推拿 + 穴位按压 / 中药治疗

各有 1 项研究评价推拿联合穴位按压 [C54] 与推拿联合口服中药 [C62] 治疗失眠的疗效。这类综合疗法较对照组能显著地降低 PSQI 分值(MD –3.00,95% CI [–4.29,–1.71])与提高有效率。有效率的效应量最大可见于推拿联合穴位按压治疗失眠的研究中(RR 1.33,95% CI [1.04,1.72])[C54]。

此类研究未见不良事件的监测。

三、主要结果总结

本章随机对照试验纳入的中医综合疗法包括中药、针刺、推拿、拔罐、沐足的各种组合。研究发现,这些中医综合疗法能改善单纯性失眠或共病性失眠患者的睡眠。最常见的综合疗法为针药并用(15项研究)与口服中药联合耳穴按压(11项研究)。大多数研究的干预时间为1~4周。单纯性失眠与共病性失眠的中医治疗方案没有原则上的区别,均采用类似的穴位、中药与推拿手法。最常用的穴位包括神门(HT7)、三阴交(SP6)、内关(PC6)、百会(GV20)与安眠。血府逐瘀汤是唯一出现在多项研究中的中药方剂[C1,C2,C18],其他研究的选方均不一致。

中医综合治疗方案多种多样,大部分干预措施的疗效评价仅来源于单个研究,仅有7种治疗方案适合采用Meta分析对研究结果进行定量合并。其中与苯二氮䓬类药物对比显示出最有优势的是针刺联合推拿。最常用的结局指标是PSQI与有效率;其他疗效指标例如ISI、ESS、抑郁焦虑量表、生活质量与多导睡眠仪则未见报道。因此,中医综合疗法治疗失眠的证据还不全面。

偏倚风险可能会在一定程度上影响本章研究结果的推论,例如大部分研究的随机分配方法不清楚、没有对研究人员或受试者实施盲法。研究中报道了一些中医综合疗法治疗后的不良事件,例如针刺部位的瘀青、水样便、口干、出汗、嗜睡与头晕,但未见严重的不良事件。

总体来讲,有多种治疗失眠的中医综合疗法方案,它们都对睡眠具有一定程度的改善。但由于分布较为零散,加之偏倚风险较高,具体哪种中医综合疗法较西医有显著的优势还有待进一步的研究验证。

第十章　中医治疗失眠的整体证据总结

导语: 中医广泛应用于失眠的临床实践。古籍研究提示中医治疗失眠的历史悠久; 当代的临床研究证据提示中医疗法可安全、有效地改善失眠。本章将对中医治疗失眠的古今整体证据进行总结。

失眠是最常见的睡眠障碍之一,目前认知行为疗法是指南的一线推荐疗法,苯二氮䓬类和非苯二氮䓬类药物也同时被推荐应用于失眠的不同阶段或不同亚型[1]。中国的临床实践指南通常也推荐中药与针灸[2]。目前不仅在中国大量使用中医药治疗失眠,其他国家和地区也有这种现象。随着中医药更加广泛地应用于治疗失眠,大量的临床研究也同时涌现。

本书采用整体证据的方法来分析评价中医药治疗失眠的疗效。古籍挖掘显示,古代的许多中药疗法一直延续至今。当代的中国临床实践指南与教科书则呈现了更广泛的失眠中医治疗方案,包括中药、针刺、耳针/耳穴按压、推拿按摩、太极[3-5]。基于临床试验的证据提示,失眠患者最有可能从中药与针灸疗法中获得潜在的益处。

一、中药疗法的整体证据总结

(一)整体证据总结

本部分总结了来自第二、三、五章的证据。总体而言,在治疗失眠的常用中药方剂方面,中医古籍、当代临床实践指南与临床研究方面表现出较强的一致性(表10-1)。最常用的中药方剂包括: 温胆汤、归脾汤、酸枣仁汤、黄连阿胶汤、天王补心丹、交泰丸、龙胆泻肝汤。然而,一些在教科书或古籍中出现的中药处方如安神丸、保和丸则鲜有临床研究。有些中药处方例如血府逐瘀汤和安神定志丸,出现在临床研究和指南当中,但在失眠的古籍中却十分罕见。这不排除是中医药现代化的一些新成果。有些中成药例如乌灵胶囊和枣仁安神胶囊虽见于临床研究中,但研究数目很少,有待更多的高质量临床试验来确定它们的有效性与安全性。

表 10-1　治疗失眠的中药整体证据总结

方名	临床实践指南推荐或教科书	古籍引用	临床研究		
			RCTs/ 篇	CCTs/ 篇	NCTs/ 篇
温胆汤	是	62	20	1	3
归脾汤	是	37	10	1	2
酸枣仁汤	是	42	13	0	0
黄连阿胶汤	是	9	3	0	1
天王补心丹	是	3	4	2	0
交泰丸	是	3	4	0	1
龙胆泻肝汤	是	1	4	0	0
安神丸	是	3	0	0	0
保和丸	是	1	0	0	0
血府逐瘀汤	是	0	10	0	0
安神定志丸	是	0	2	0	0
乌灵胶囊	否	0	5	1	4
参芪五味子片	否	0	4	0	2
百乐眠胶囊	否	0	3	0	1
参松养心胶囊	否	0	3	0	1
枣仁安神胶囊	否	0	6	0	0
舒眠制剂	否	0	4	0	0

注:RCT,随机对照试验;CCT,非对照临床试验;NCT,无对照研究。每个部分的研究总数包括:887 个古籍条文,270 例 RCTs,17 例 CCTs 和 91 例 NCTs。

（二）基于临床试验的中药总体治疗失眠的证据总结

共有 382 项中药治疗失眠的临床研究,其中最常见的设计是随机对照试验。干预措施方面,中药较中药联合西医疗法更为常见。而且,中药最常用的给药方式为口服。接近一半的随机对照试验描述了失眠患者的中医证型,其中 106 项研究将某些证型作为研究对象的纳入排除标准。最常见的证型包括痰火内扰、心脾两虚、阴虚火旺、心肾不交和肝郁化火。

中等质量的证据显示,中药疗法较安慰剂显著提高了失眠患者的主观睡眠质量,并优化了患者报告的主观睡眠参数。此外,中药疗法与安慰剂相比,并未显著增加不良事件的次数与严重程度。总之,中药可改善失眠患者的主观睡眠,且较为安全。

相对于苯二氮䓬类药物,中药在改善睡眠质量、入睡潜伏期、总睡眠时间和睡眠效率方面均呈现出更多的优势,与非苯二氮䓬类药物相比则未必。但这些研究的证据质量都比较低,因此中药与常规西医治疗的效果比较未有确切结论,且中西医结合疗法是否能够增加常规西医疗法的获益也未有确切答案。当前证据的局限性包括了 Meta 分析的高异质性与欠缺盲法造成的高偏倚风险。安全性方面,中药组最常见的不良事件是胃肠功能障碍。但这些中药组的不良事件总数明显少于药物对照组。

基于睡眠质量和有效率两类结局指标,中药个体化辨证论治较苯二氮䓬类药物效果更优。然而,几乎所有纳入的研究在随机序列的产生 / 分配和盲法实施方面都存在偏倚风险,这很可能会高估效应量。此外,中药和苯二氮䓬类药物治疗后的 PSQI 得分差异小于 3 分,这可能没有实际的临床意义(根据 PSQI 的计分规则,苯二氮䓬类药物组总是较其他非药物疗法组多得 3 分)。

采用其他疗效指标(如情绪障碍、生活质量、日间功能障碍和医生评价的临床总体印象)评估中药治疗失眠疗效的研究不多,而且由于样本量小、高偏倚风险、异质性或同类别的指标采用不同测量方法等各种原因无法得出确切的结论。

在中药治疗失眠的临床研究中,酸枣仁是使用最高频的中药。在中药显示出优势的 Meta 分析中,除了以改善失眠相关抑郁作为疗效指标外,酸枣仁在其他结局的研究中均为最高频。由于以失眠相关抑郁作为结局指标的研究数量有限,尚未能统计出疗效突出的中药。

(三)基于失眠临床试验的中药处方总结

基于五种常用中药方剂和五种中成药的 Meta 分析提示:①基于有效率,温胆汤优于苯二氮䓬类药物;②基于 PSQI 测量的主观睡眠质量,酸枣仁汤组优于苯二氮䓬类药物;③基于主观睡眠质量和总睡眠时间,归脾汤优于苯二氮䓬类药物;④基于睡眠质量,血府逐瘀汤优于苯二氮䓬类药物。但基于

GRADE,温胆汤和酸枣仁汤的证据质量为低,归脾汤和血府逐瘀汤的证据质量极低。基于患者报告的睡眠参数,各个中药方剂较苯二氮䓬类药物未见显著优势;但这部分的证据质量也低。简而言之,目前治疗失眠的主要中药方剂均未见突出的、高质量的证据。

二、针灸疗法的整体证据总结

(一)整体证据总结

本部分总结了第二、三、七章的证据。尽管中医的诊疗指南和教科书可能基于专家共识或基于证据,但目前收集到的临床研究显示,指南/教科书推荐的几乎所有针灸疗法都接受过临床试验的评价(表 10-2)。用于治疗失眠症的针灸疗法在古代中医文献中并不常见,这并不是说针灸在古代从未被用于治疗失眠的症状,而是根据我们对古籍条文的分析,古籍条文中所描述的针灸疗法通常被用于治疗呼吸相关性睡眠障碍和精神心理障碍继发的失眠,而这部分患者在现代的睡眠医学中已被鉴别区分。

表 10-2　针灸及相关疗法整体证据总结

干预措施/穴位	临床实践指南推荐或教科书	临床研究		
		RCTs/篇	CCTs/篇	NCTs/篇
针刺(包括电针)	是	66	5	40
针刺联合耳穴按压	是	11	0	5
耳针或耳穴按压	是	10	1	17
艾灸	否	4	0	0
神门(HT7)	是	45	2	32
三阴交(SP6)	是	39	4	26
百会(GV20)	是	49	3	25
内关(PC6)	是	31	3	23
四神聪(EX-HN1)	是	33	3	19
安眠	是	22	0	1

续表

干预措施/穴位	临床实践指南推荐或教科书	临床研究		
		RCTs/篇	CCTs/篇	NCTs/篇
心俞（BL15）	是	12	0	6
足三里（ST36）	是	15	1	13
耳穴——神门（TF$_4$）	是	21		16
耳穴——皮质下（AT$_4$）	是	14	1	15
耳穴——心（CO$_{15}$）	是	13	1	18
耳穴——交感（AH$_{6a}$）	是	13	1	13
耳穴——脾（CO$_{13}$）	是	11	0	8

注：RCT，随机对照试验；CCT，非对照临床试验；NCT，无对照研究。古籍未纳入针灸治疗失眠症的条文。每个部分的研究总数包括：97项RCTs，6项CCTs和65项NCTs。

临床试验中最常用的针灸疗法包括针刺（包括毫针与电针）与耳穴按压。针刺和耳穴按压经常合并使用。研究中使用高频的经络穴位包括：神门（HT7）、百会（GV20）、三阴交（SP6）、内关（PC6）、四神聪（EX-HN1）；而高频的耳穴是神门（TF$_4$）、心（CO$_{15}$）、皮质下（AT$_4$）、交感（AH$_{6a}$）、脾（CO$_{13}$）。

现代的针灸疗法对失眠通常是辨病施治，选用针对改善失眠症状的穴位与刺激手法，同时可能根据中医辨证配穴。在报道中医证型的临床研究中，最常见的证型包括：心脾两虚证、肝郁化火证、阴虚火旺证、心肾不交证。

（二）基于临床试验的针灸治疗失眠的证据总结

共有168项临床研究评估针灸疗法，这些研究提示针灸疗法可改善失眠。Meta分析提示，针灸疗法较假针刺/安慰针、药物治疗和认知行为疗法对主观睡眠质量的改善更为明显，而且联用针灸疗法也较单纯使用药物与认知行为疗法更优。但是根据GRADE，这部分的证据质量为"低"。而且，针灸相对于药物治疗对日间嗜睡的改善更优。对于失眠相关的焦虑抑郁症状、生活质量，针灸与药物的比较效果仍未有清晰的结论。在众多的针灸疗法中，针刺结合耳穴按压对睡眠质量的改善效应最大。还有少量的研究中评估了其他相关疗法，例如头皮针和穴位按压。尽管这些研究提示阳性的结果，但由于样本量小，随访时间很短，难以得出明确的结论；加之缺乏充分的盲法，增加了偏倚风险,因此这些证据具有一定的局限性。

关于针灸治疗失眠的安全性,大多数研究并没有提及不良事件的监测。针灸组的常见不良事件包括:针刺部位瘀青,晕针和局部疼痛。而西药治疗组的常见不良事件则包括:步态不稳、成瘾、肌肉抽搐、恶心、嗜睡和口苦。

三、其他中医疗法的整体证据总结

本部分总结了第二、三、八章的证据。共有 14 项临床试验评估了其他中医疗法治疗失眠的疗效,其中包括推拿、拔罐、滚针和食疗。尽管指南与教科书还推荐气功疗法,但未发现符合第四章纳入排除标准的临床试验(表 10-3)。这部分研究最常用的干预措施是膀胱经和督脉的推拿、拔罐和滚针,这些疗法以辨病施治为主。食疗治疗失眠则通常采用辨证论治的原则。这部分证据显示,这些中医疗法无论是单独使用还是与苯二氮䓬类药物联用,都能在一定程度上更好地改善失眠患者的总体睡眠。尽管有若干阳性的结果,但由于研究零散且样本量小,不足以充分了解这些中医疗法的疗效与安全性。

表 10-3　其他中医疗法及联合疗法整体证据总结

其他疗法	临床实践指南推荐或教科书	古籍引用 / 篇	临床研究		
			RCTs/ 篇	CCTs/ 篇	NCTs/ 篇
拔罐	否	0	2	0	0
推拿	否	2	4	0	4
气功	是	0	0	0	0
食疗	否	11	0	0	2

注:RCT,随机对照试验;CCT,非对照临床试验;NCT,无对照研究。每个部分的研究总数包括:877 个古籍条文,8 项 RCTs,0 例 CCT 和 6 项 NCTs。

四、中医综合疗法的整体证据总结

本部分总结了第二、三、九章的证据。共有 65 项临床研究对中医综合疗法治疗失眠的疗效与安全性进行了评估,其中包括中药口服、沐足、针刺和耳穴贴压的不同组合。最常见的综合疗法为针药并用与口服中药联合耳穴按压。当前的数据显示,这些中医综合疗法可改善单纯性失眠或共病性失眠患者的总体睡眠。但由于这些研究分布较为零散,加之偏倚风险高,总体的证据质量较低,它们与当前指南推荐的西医专科治疗比较未能得出确切的结论。

五、临床指导意义

中医药广泛应用于失眠的临床治疗,并得到了临床试验的评价与验证。纵观古今的文献,古籍对失眠症状的描述与现当代的认识大体上是一致的,而且许多古代常用的中药方剂也一直沿用至今,广受医家欢迎。但是,当我们采用现当代的失眠诊断标准对古籍进行严格筛选时,并没有发现针灸治疗的相关条文。

基于临床试验的证据提示,中医药干预可改善失眠患者的主观睡眠质量和提高总有效率,且没有严重不良反应出现。有大量的中药疗法在研究中显示出潜在的优势,然而目前并没有发现具有高证据级别的某个突出的中药或中药复方。尽管中药与目前最佳的西医治疗手段孰优孰劣未有清晰的结论,但当前的证据显示,治疗失眠的这些中药疗法起码是相对安全的。

针灸疗法也在临床研究中显示出改善失眠患者总体睡眠的益处。但是,统计学上的细微差异是否能够具有较大的临床应用价值,基于当前的证据则未能得到确切的结论。尽管也有针灸不良反应(例如针刺造成的局部出血与疼痛)的报道,但没有严重不良反应。其他中医疗法与中医综合疗法尽管也有不少的研究,但这些研究的分布都比较零散且缺乏较好的方法学设计,难以从中了解到哪种疗法更具有临床应用价值。

因此,必须根据接诊医生的临床特长,结合患者的病情与意愿、就诊的场所,综合判断提供最优的失眠治疗策略。

六、研究指导意义

目前许多临床试验已经对中医药治疗失眠进行了评估。然而,这些研究的证据质量参差不齐,从中等到低等再到极低等级,因此在解读数据统计结果的同时必须考虑这些局限性。此外,这些研究的特征(例如:中医方案和研究对象纳入排除标准)各不相同,可重复性不高。因此,未来需要更多方法学设计严谨的研究来进一步验证中医药治疗失眠的有效性和安全性,尤其是尽可能做好随机分配与盲法的实施从而降低偏倚风险。

相关的临床研究人员还需经过结局评价(例如使用 PSQI)的正规培训,错误的测量与分析有可能产生误导性的结论。用于结局指标评价工具的信度与效度也值得关注,尽量在临床试验中不采用没有经过测评的工具(例如自拟的有效率评价标准)。未来的研究还可以考虑使用其他睡眠相关的评价工具,例如多导睡眠仪、体动测量仪、心理情绪量表与生存质量,从多个角度了解中医药干预失眠的起效靶点。

针对治疗失眠的单个中药处方,则需要更多满足统计效能的样本与以安慰剂为对照的临床试验。此外,也需要多中心的临床试验以提高研究结果的外推性。

在研究的报告方面,则应按照 CONSORT 声明[6]报告随机临床试验,并根据具体干预措施参考其扩展版如草药[7]、中药复方[8]、针灸(STRICTA)[9]的报告规范。除了努力提高现有临床研究的方法学质量,还应该在临床试验中提高中医药干预措施的标准化,从而提高研究的可重复性。此外,也不可忽视古籍挖掘为现代研究提供线索的价值。

参 考 文 献

1. QASEEM A, KANSAGARA D, FORCIEA M A, et al. Management of chronic insomnia disorder in adults: a clinical practice guideline from the American college of physicians [J]. Ann Intern Med, 2016, 165 (2): 125-133.
2. 中华医学会精神病学分会, 中国睡眠研究会. 中国失眠防治指南 [M]. 北京:人民卫生出版社, 2012.
3. 朱文锋. 国家标准应用:中医内科疾病诊疗常规 [M]. 长沙:湖南科学技术出版社, 1999.
4. 中华中医药学会. 中医内科常见病诊疗指南:中医病证部分 [M]. 北京:中国中医药出版社, 2008.
5. 中国中医科学院. 中医循证临床实践指南:中医内科 [M]. 北京:中国中医药出版社, 2011.
6. SCHULZ K F, ALTMAN D G, MOHER D. CONSORT 2010 statement: updated guidelines for reporting parallel group randomized trials [J]. Ann Intern Med, 2010, 152 (11): 726-732.

7. GAGNIER J J, BOON H, ROCHON P, et al. Reporting randomized, controlled trials of herbal interventions: an elaborated CONSORT statement [J]. Ann Intern Med, 2006, 144 (5): 364-367.

8. CHENG C W, WU T X, SHANG H C, et al. CONSORT extension for Chinese herbal medicine formulas 2017: recommendations, explanation, and elaboration [J]. Ann Intern Med, 2017, 167 (2): 112-121.

9. MACPHERSON H, WHITE A, CUMMINGS M, et al. Standards for reporting interventions in controlled trials of acupuncture: The STRICTA recommendations [J]. Complement Ther Med, 2001, 9 (4): 246-249.

附　录

附录 1　纳入研究的参考文献

编码	参考文献
H1	王振宇.百合地黄汤加味治疗老年慢性失眠症 65 例疗效观察[J].中国中医药科,2008,15(1):58-60.
H2	薛凤敏,潘满立.血府逐瘀汤加减治疗糖尿病失眠症疗效观察[J].中国中医药科技,2010,19(21):2629-2630.
H3	杨敏,李玲.升降散加味治疗消渴不寐 28 例[J].中国中医药现代远程教育,2011,9(13):30-31.
H4	陆伟珍.中药治疗 2 型糖尿病伴失眠症临床观察[J].中成药,2009,31(12):1973-1974.
H5	陈冬,刘海涛,金秀平,等.养血清脑颗粒治疗 2 型糖尿病失眠症 40 例疗效观察[J].新中医,2005,37(2):42-43.
H6	李玉杭,秦俊岭,李娜,等.逐瘀安神方治疗脑卒中后失眠 68 例[J].中西医结合心脑血管病杂志,2013,11(7):828-829.
H7	单红梅,金华锋,王凤英.化痰解郁安神汤治疗脑卒中睡眠障碍临床观察[J].山东中医杂志,2012,31(3):164-165.
H8	周峻,俞桔.养心方治疗脑卒中后睡眠障碍 60 例[J].山西中医,2012,28(5):20-21.
H9	许佳平,李锐朋.中药新乐康治疗脑卒中后失眠症的临床观察[J].内蒙古中医药,2012,31(22):23-24.
H10	张朝贵.固本健脑液治疗脑卒中伴失眠症临床观察[J].四川中医,2011,29(2):82-83.
H11	刘福兴.血府逐瘀汤加减治疗血瘀型中风后不寐 30 例的临床观察[D].南宁:广西中医学院硕士学位论文,2011.

129

续表

编码	参考文献
H12	陈克知.百乐眠胶囊治疗卒中后失眠 42 例[J].湖南中医杂志,2010,26(1):45-46.
H13	李海聪,陈晓光,田心,等.老年卒中睡眠障碍相关因素分析及中医药与艾司唑仑治疗的比较研究[J].中国中西医结合杂志,2009,29(3):204-207.
H14	包红伟,郭燕,孟永生,等.滋补肝肾、活血安神法治疗卒中后睡眠障碍 58 例临床观察[J].北京中医,2007,26(5):296-297.
H15	雷洁莹.滋肾疏肝法治疗绝经综合征失眠症临床观察[J].福建中医药,2013,44(1):11-12.
H16	朱锐平,唐海宁.平肝清热方治疗伴促卵泡激素增高老年妇女失眠症临床观察[J].上海中医药杂志,2013,47(11):58-59,68.
H17	邝娜.柴芩温胆汤加减治疗绝经前后失眠症伴焦虑 36 例疗效观察[J].湖南中医杂志,2013,29(12):55-56.
H18	张伟华,刘巧莲,张振贤,等.基于运气学说辨治肝肾亏虚型更年期失眠症的随机对照研究[J].上海中医药杂志,2012,46(3):51-53.
H19	支献峰.滋肾舒肝法治疗更年期失眠症 71 例的疗效观察[J].贵阳中医学院学报,2011(2):44-46.
H20	郝锦红.解郁安神汤治疗女性更年期失眠临床观察[J].中华中医药学刊,2011,29(7):1691-1693.
H21	居跃君.从肝肾论治围绝经期失眠症临床观察[J].光明中医,2011,26(7):1403-1404.
H22	叶玉妹,杨慰,张晓丹,等.宁神合剂治疗妇女更年期失眠症临床观察[J].上海中医药杂志,2010,44(2):47-48,80.
H23	张亚敏,陈雷.固元宁神汤治疗心肾不交型围绝经期失眠症临床观察[J].上海中医药杂志,2009,43(5):39-40.
H24	陈霞,杜新芬.滋肾宁心法治疗围绝经期失眠症临床效果观察[J].实用医院临床杂志,2007,4(6):60-61.
H25	肖郡芳.加味温胆汤治疗更年期失眠 80 例[J].河南中医,2005,25(5):64-65.
H26	张学红,石峻峰,邹丽英,等.宁心汤治疗高血压性心脏病失眠 22 例.中国中医药现代远程教育,2013,11(4):30-32.
H27	田树杰,马华,马天成.心脑安胶囊对高血压病合并失眠患者生活质量的影响[J].中西医结合心脑血管病杂志,2013,11(4):416-418.

续表

编码	参考文献
H28	季海刚."安神一号方"足浴治疗高血压病不寐实证 37 例[J].光明中医,2013,28(12):2579-2581.
H29	王磊,高书荣,陆文强.二白降压汤治疗以失眠为主症的高血压病临床观察[J].新中医,2012,44(3):14-15.
H30	王磊,程艳梅,王翘楚.二白降压汤治疗老年高血压伴失眠 30 例[J].上海中医药杂志,2012,46(5):47-48.
H31	李海聪,杨毅玲,马明,等.中药与舒乐安定治疗高血压病患者睡眠障碍的比较研究[J].中国中西医结合杂志,2017,27(2):123-126.
H32	高宇,冉小青.天麻钩藤饮治疗高血压合并失眠症临床观察[J].湖北中医杂志,2013,35(8):6-7.
H33	焦红娟,王保奇,程志清.加味交泰汤治疗高血压合并失眠患者 30 例临床观察[J].中国中医药信息杂志,2010,17(2):59-60.
H34	张压西,向婷婷,王奕.加味酸枣仁汤治疗肝血亏虚证失眠患者 60 例临床观察[J].中医杂志,2013,54(9):750-753.
H35	王峰.加味酸枣仁汤治疗乙肝后肝硬化伴失眠 24 例临床观察[J].国医论坛,2013,28(5):29-30.
H36	孟陇南.中医药治疗抑郁障碍相关性失眠 51 例[J].中国中医药咨讯,2011,3(10):203.
H37	马驷超,卢山.中西医结合治疗维持性血液透析并发失眠症 20 例[J].中国中医药现代远程教育,2013,11(16):61-62.
H38	段昱方,蔡朕,张胜容,等.滋肾清心安神汤治疗慢性肾衰竭失眠 105 例疗效观察[J].北京中医药,2010,29(2):120-122.
H39	于慧杰.慢性乙型肝炎(肝血虚型)睡眠障碍的临床特征及酸枣仁汤干预[D].武汉:湖北中医药大学硕士学位论文,2012.
H40	张压西,叶之华.慢性病毒性肝炎肝郁血瘀证失眠患者失眠特征及加味血府逐瘀汤的干预作用[J].中国中医药信息杂志,2012,19(5):10-12.
H41	叶之华.慢性病毒性肝炎(肝郁血瘀证)的失眠特征及加味血府逐瘀汤的干预观察[D].武汉:湖北中医药大学硕士学位论文,2012.
H42	张福庆.酸枣仁汤治疗慢性肝病失眠症(血虚型)的临床研究[D].武汉:湖北中医药大学硕士学位论文,2012.
H43	林天,林志超,周朝明.黄连温胆汤治疗以失眠为主症的慢性胃炎临床观察[J].四川中医,2012,30(8):98-99.

续表

编码	参考文献
H44	陈文强,李宗信,黄小波,等.中药脑康Ⅱ号对脑动脉硬化患者睡眠质量影响的研究[J].天津中医药,2010,27(6):451-453.
H45	牛占忠,张喜平,杜杏坤,等.补肾疏肝汤加味治疗失眠的疗效观察[J].辽宁中医杂志,2014,41(2):281-283.
H46	巴正兵,吕彬.中医辨证治疗失眠的临床观察[J].湖北中医杂志,2014,36(1):39-40.
H47	罗文轩,齐亮,陈平国,等."补肾安神汤"治疗老年性失眠75例临床观察[J].江苏中医药,2014,46(2):47-48.
H48	李胜前,王洋,刘福,等.舒眠胶囊治疗肝郁伤神型失眠症的临床研究[J].中国药业,2014,23(3):6-7.
H49	徐广飞.黄连阿胶汤加味治疗老年失眠症160例[J].光明中医,2013,28(11):2326-2327.
H50	张玉红.自拟参枣汤治疗失眠60例疗效观察[J].云南中医中药杂志,2013,34(1):31-32.
H51	蔡铁如,朱伟.调中化痰安神合剂治疗痰热中阻型顽固性失眠疗效观察[J].中国中医药信息杂志,2013,20(7):75-76.
H52	王洋,唐志立,杨思芸,等.舒眠胶囊治疗肝郁伤神型失眠疗效及安全性分析[J].山东中医药大学学报,2013,37(6):493-494.
H53	侯袅,冯霞.眠安宁颗粒治疗亚健康失眠的疗效观察[J].中国医药指南,2013,11(25):26-27.
H54	阿衣努尔·木合买提巴克,胡金霞.基于"心藏神"论治顽固性失眠的临床研究[J].中国中医基础医学杂志,2013,19(7):780-781.
H55	张海涛.滋阴安眠汤治疗阴虚火旺型失眠症40例[J].环球中医药,2013,6(5):357-358.
H56	李瑞玲.枣仁欢藤汤内服加足熏洗法治疗失眠56例[J].中国临床研究,2013,26(6):599-600.
H57	甘建光,田国强,秦国兴.枣仁安神胶囊治疗老年性失眠症的疗效及血液流变学研究[J].中国中药杂志,2013,38(2):273-275.
H58	张宪忠,马海波,韩光明.养阴安神胶囊治疗失眠的临床研究[J].中西医结合心脑血管病杂志,2013,11(10):1174-1176.
H59	黄伟明.温胆汤合血府逐瘀汤加减治疗顽固性失眠39例[J].河南中医,2013,33(9):1562-1563.

续表

编码	参考文献
H60	李桂侠,刘艳娇,洪兰,等.温胆宁心颗粒治疗原发性失眠症的临床研究[J].北京中医药,2013,32(10):775-777.
H61	侯桂平.酸枣仁汤合交泰丸治疗老年失眠症临床观察[J].山西中医,2013,29(10):10-11.
H62	陈俊逾,陈惠欣,邱作成,等.舒肝解郁胶囊治疗睡眠障碍33例[J].中国中医药现代远程教育,2013,11(2):12-13.
H63	林莹莹,邵敏明,黄年斌.健脑宁神颗粒治疗老年慢性失眠30例[J].中国中医药现代远程教育,2013,11(16):8-10.
H64	徐祖浩,高敏.健脑安神颗粒治疗失眠症临床疗效观察[J].按摩与康复医学,2013,4(2):7-9.
H65	黄年斌,林莹莹,夏红华.加味四逆散治疗失眠症临床观察[J].新中医,2013,45(6):39-40.
H66	杨敏,杨东东,肖文.蒿芩清胆汤治疗胆经湿热型失眠32例[J].中医研究,2013,26(2):23-24.
H67	韩彦超,李玉欣,陈会娟,等.天王补心丹重用酸枣仁治疗心肝阴虚型不寐27例[J].环球中医药,2013,6(8):620-622.
H68	张天华,刘静生,刘晓彦,等.安神化痰方治疗痰热内扰型失眠39例[J].中医研究,2013,26(12):21-23.
H69	才迎春,佟秀芳,高桂莲,等.解郁安神汤治疗失眠症30例临床观察[J].河北中医,2013,35(3):350-351.
H70	李宁波.加味归脾汤治疗肝郁血虚证失眠疗效观察[J].中国民间疗法,2013,21(12):44-45.
H71	郭长学.天王补心丹加减治疗失眠40例临床观察[J].云南中医中药杂志,2012,33(1):44-45.
H72	陈维铭,钱涯邻,宋小平,等.天王补心丹对阴虚火旺型失眠患者下丘脑-垂体-甲状腺轴激素水平的影响[J].河北中医,2012,34(10):1454-1456.
H73	张成良.益肾安寐汤治疗失眠症48例[J].光明中医,2012,27(7):1360-1361.
H74	刘贵成,林源.清心化痰导眠汤治疗顽固性不寐76例[J].中国当代医药,2012,19(32):114-115.
H75	阿依加曼·阿布拉,热汗古丽·米吉提,阿米娜·伊干拜地,等.温胆汤治疗失眠150例疗效观察[J].新疆中医,2012,30(4):32-33.

续表

编码	参考文献
H76	盛长健.健脾和胃中药改善失眠患者睡眠质量疗效观察[J].中医药临床杂志,2012,24(8):738-740.
H77	黎顺成,徐雪怡.温胆汤加减治疗失眠60例临床分析[J].内蒙古中医药,2012,31(10):8-9.
H78	杨玉玲,王雪婷,田玉双,等.酸枣仁治疗老年失眠症疗效观察[J].现代中西医结合杂志,2012,21(3):258-259.
H79	杨秀成.解郁丸与艾司唑仑治疗失眠症对照研究[J].临床心身疾病杂志,2012,18(5):410-412.
H80	陈维铭,钱涯邻,宋小平,等.归脾汤对心脾两虚型失眠患者下丘脑-垂体-甲状腺激素水平的影响[J].辽宁中医杂志,2012,39(12):2429-2431.
H81	王丽华,陈美娟,钱竹书.二冬养心口服液治疗失眠的随机对照研究[J].中西医结合心脑血管病杂志,2012,10(10):1195-1197.
H82	殷可婧,杨斌,陶根鱼.自拟宁神汤治疗失眠症32例[J].现代中医药,2012,32(1):19-20.
H83	侯亚平.安神除烦汤治疗失眠临床观察[J].湖南中医药大学学报,2012,32(111):68-69,77.
H84	李光荣,龚细礼.枣仁安神胶囊治疗失眠症30例疗效观察[J].中医药导报,2012,18(7):53-54.
H85	张红梅.血府逐瘀汤治疗顽固性失眠66例[J].内蒙古中医药,2012,31(3):14-15.
H86	李夏林.血府逐瘀汤治疗失眠96例临床观察[J].中医药导报,2012,18(10):49-50.
H87	钱超,姜亚军.逍遥散加味治疗肝郁血虚型失眠疗效观察[J].吉林中医药,2012,32(6):588-589.
H88	潘光强,苏泉,黄雪融,等.五花疏肝安神汤治疗失眠86例[J].山东中医杂志,2012,31(11):787-788.
H89	冀秀萍.温胆汤加减治疗失眠症临床疗效观察[J].辽宁中医药大学学报,2012,14(2):148-149.
H90	匡锦国.天麻钩藤饮治疗老年人失眠40例[J].湖南中医杂志,2012,28(4):41-42.
H91	张太.清热涤痰汤治疗痰热内扰型失眠50例[J].河南中医,2012,32(3):325-326.
H92	刘硕年.加味酸枣仁汤治疗失眠症50例[J].中医临床研究,2012,4(4):94-95.

续表

编码	参考文献
H93	王志刚.活血化痰通络汤治疗老年性顽固性失眠 62 例[J].中医研究,2012,25(8):27-29.
H94	李东岳,梅荣,李绍旦,等.和胃安神方治疗原发性失眠的临床研究[J].环球中医药,2012,5(8):585-587.
H95	罗海鸥,杨明会,李绍旦,等.和胃安神方治疗失眠 117 例临床观察[J].激光杂志,2012,33(5):88-90.
H96	杨晓莲.归脾汤加减治疗心脾两虚型失眠 50 例的疗效观察[J].贵阳中医学院学报,2012,34(4):103-104.
H97	李捷.归脾汤加减治疗中老年失眠 68 例[J].光明中医,2012,27(5):935-936.
H98	朱弋黔,唐荣芬.甘草泻心汤加味治疗中年失眠症的疗效观察[J].内蒙古中医药,2012,31(4):16-17.
H99	龚越鹏,邵辉,夏小玉,等.舒眠片治疗失眠症 30 例[J].陕西中医,2012,33(11):1476.
H100	王磊,师会.补肾活血法治疗老年性失眠 40 例临床观察[J].内蒙古中医药,2012,31(12):17-18.
H101	韩延辉.黄连温胆汤加减治疗失眠症 58 例临床观察[J].中医临床研究,2012,4(2):39-40.
H102	付立功,冯宇飞.加味镇肝熄风汤治疗顽固性失眠 80 例观察[J].实用中医药杂志,2012,28(9):749.
H103	张伟华,黄韬.黄连温胆汤治疗痰热内扰型失眠 60 例[J].中医杂志,2012,53(2):158-159.
H104	朱咏絮,冯方俊.十味温胆汤治疗心胆气虚痰扰型失眠 30 例[J].湖北中医杂志,2011,33(9):48.
H105	黄诚,常宝忠,孙哲,等.中医辨证论治治疗原发性失眠症疗效观察[J].浙江临床医学,2011,13(2):196-197.
H106	宁志军,甘立平.助眠汤治疗失眠症 32 例[J].湖南中医杂志,2011,27(2):59-60.
H107	陈笑腾,马伟明.酸甘宁心汤治疗失眠 52 例[J].浙江中医杂志,2011,46(8):579.
H108	刘娟,李永存.酸枣仁汤加味治疗失眠的临床应用举隅[J].中医临床研究,2010,2(13):93.

失　眠

续表

编码	参考文献
H109	钱旭红.自拟疏肝安神汤治疗失眠 30 例临床分析[J].中国医药科学,2011,1(17):111,113.
H110	黄赛忠.疏郁安神胶囊治疗肝郁型失眠疗效观察[J].长春中医药大学学报,2011,27(4):624-625.
H111	蔡莹,刘杰民,蔺晓源.疏肝清心汤治疗肝郁化火型失眠 21 例的临床研究[J].中医药信息,2011,28(2):54-56.
H112	亓光峰.滋阴清热化痰法治疗慢性失眠临床研究[J].中医学报,2011,26(5):602-603.
H113	徐楠,张轲,张天文.自拟养血解郁安神汤治疗失眠症 50 例[J].光明中医,2011,26(8):1596-1597.
H114	孙萍,张勤峰,韩英,等.自拟解郁化痰安神汤治疗老年失眠症临床观察[J].北京中医药,2011,30(7):517-518.
H115	朱卫红,房滢熙,陆乾人.乌灵胶囊联合枣仁安神胶囊治疗慢性失眠症 31 例[J].陕西中医,2011,32(6):690-692.
H116	徐春.枣仁安神胶囊与阿普唑仑治疗失眠症的对照研究[J].内蒙古中医药,2011,30(23):3.
H117	陈志勇.越鞠丸加减治疗失眠临床观察[J].医学信息,2011,24(6):2539.
H118	赵奎,常翠,杨宏图,等.五味子宁神合剂治疗老年人失眠疗效观察[J].实用中医药杂志,2011,27(7):444-445.
H119	张文涛,何少平,崔应麟.乌灵胶囊治疗心肾不交型失眠的临床疗效观察[J].中医临床研究,2011,3(22):36-37.
H120	黄熙涊,杨丽萍,沈波.乌灵胶囊治疗失眠症临床疗效观察[J].上海中医药杂志,2011,45(9):46-47.
H121	贾波.温补镇摄法治疗肾阳虚型失眠症临床观察[J].北京中医药,2011,30(9):690-691.
H122	王翠.清心宁神法治疗失眠疗效观察[J].陕西中医,2011,32(8):1017-1019.
H123	周山.桂枝加龙骨牡蛎汤加味治疗顽固性失眠 40 例[J].陕西中医,2011,32(10):1311-1312.
H124	杨晓寰,张敏,姚海洪,等.归脾汤加味治疗心脾两虚型失眠疗效观察[J].新中医,2011,43(8):38-39
H125	陈隐漪,马先军.柴胡加龙牡汤合半夏泻心汤治疗失眠 52 例观察[J].实用中医药杂志,2011,27(2):87.

续表

编码	参考文献
H126	张雅云.黄连温胆汤加减治疗痰热内扰型失眠疗效观察[J].社区医学杂志,2011,9(9):43.
H127	拓小义,马强.心神宁片合逍遥丸治疗失眠76例[J].实用中医内科杂志,2011,25(4):71-72.
H128	冯海鹏.酸枣仁汤加减治疗失眠症78例[J].实用中医内科杂志,2011,25(6):56-57.
H129	张文涛,左平,崔应麟.神衰散治疗心脾两虚型失眠32例临床观察[J].中华实用中西医杂志,2011,24(6):13,15.
H130	阳航,蔡艳.疏肝养心汤治疗失眠52例临床观察[J].实用中西医结合临床,2010,10(3):15-16.
H131	肖烈钢.养心安神化痰法治疗老年失眠的临床研究[J].中国中医药现代远程教育,2010,8(8):40-41.
H132	蒋慧倩.茯楂枣仁汤治疗老年慢性失眠症疗效观察[J].医学信息,2010,23(7):188-189.
H133	王祥麒,司瑞超.蝉蜕二藤汤治疗失眠45例[J].河南中医,2010,30(9):881-882.
H134	张飚.安寐汤治疗不寐临床观察[J].现代中西医结合杂志,2010,19(6):693-694.
H135	廖日调.中医药疗法治疗失眠症患者的临床研究[J].中医临床研究,2010,2(1):76-77.
H136	黄东,何晓艳,黄运坤.血府逐瘀汤加减治疗慢性失眠瘀血内阻证42例[J].福建中医药,2010,41(2):11-12.
H137	师卿杰.血府逐瘀汤加减治疗老年人顽固性失眠60例[J].山东中医杂志,2010,29(7):446-448.
H138	李菊,林海.逍遥散加减联合乌灵胶囊治疗失眠40例[J].陕西中医学院学报,2010,33(1):23-24.
H139	王飞.解郁宁神汤治疗肝郁脾虚型失眠的临床观察[D].沈阳:辽宁中医药大学硕士学位论文,2010.
H140	陈治林.加味黄连温胆汤治疗失眠症32例[J].云南中医中药杂志,2010,31(10):34-35.
H141	王穗生.桂枝加龙骨牡蛎汤治疗老年失眠症45例[J].中国中医药现代远程教育,2010,8(24):27-28.

续表

编码	参考文献
H142	李东阳.当归芍药散治疗失眠症30例临床分析[J].中国现代医学杂志,2010,20(24):3787-3789.
H143	张勇.柴胡加龙骨牡蛎汤加减治疗不寐肝郁化火证临床观察[J].北京中医药,2010,29(7):527-528.
H144	田瑾.参芪五味子片治疗失眠30例[J].医学信息,2010,23(8):167-170.
H145	黄琰,杨斌,陈阳,等.安神膏治疗心脾血虚失眠124例临床观察[J].海峡药学,2010,22(7):169-171.
H146	王艳玲,刘志君,丁秀英.镇静安神中成药改善睡眠障碍临床疗效[J].中医杂志,2009,50(S1):128-129.
H147	张夫山.辨证论治治疗老年睡眠障碍126例临床观察[J].山西中医学院学报,2009,10(4):23-25.
H148	李显雄,程国和.从气血失调动态治疗失眠症的临床观察[J].湖北中医杂志,2009,31(9):26-27.
H149	尹秀琴,蔡拉平.丹栀逍遥散合黄连温胆汤加减治疗失眠临床观察[J].中国中医基础医学杂志,2009,15(9):706-707.
H150	袁梦石,庄振中,周雪.酸枣仁汤加味治疗不明原因性失眠69例临床观察[J].中医药导报,2009,15(4):13-15.
H151	孙巧云,穆秀华,李爱华.辨证治疗失眠的临床体会[J].实用中西医结合临床,2009,9(6):68-70.
H152	李显雄.丹栀逍遥散化裁治疗失眠44例[J].江西中医药,2009,40(10):48-49.
H153	聂志红,周德生,张依蕾.养阴清热化痰法治疗青中年失眠的临床研究[J].现代中西医结合杂志,2009,18(30):3723-3724.
H154	李巍,马西虎,黄志惠.养心汤治疗顽固性失眠60例[J].甘肃中医,2009,22(4):22-23.
H155	石瑞舫,罗静,石瑞香.逍遥安寐汤治疗不寐156例[J].河南中医,2009,29(12):1185-1186.
H156	刘忠良,曹志安,郭德友,等.酸枣仁汤加味治疗老年失眠症临床研究[J].河南中医学院学报,2009,24(5):42-43.
H157	张孟列.黄连百合汤治疗失眠60例[J].江西中医药,2009,40(10):40-41.
H158	王利军,赵天成.安神逐瘀汤治疗顽固性失眠48例[J].光明中医,2009,24(8):1503.

编码	参考文献
H159	肖跃红.自拟健脾养心安神方治疗失眠43例疗效观察[J].国医论坛,2009,24(5):25-26.
H160	葛秀英,朱新义.安眠灵散治疗失眠68例[J].中国中医药科技,2009,16(4):321-322.
H161	佘玉清.酸枣仁汤加减治疗女性失眠症疗效观察[J].广西中医学院学报,2009,12(4):14-16.
H162	李翔.助眠汤治疗失眠症68例临床观察[J].武警医学院学报,2008,17(10):885-886.
H163	蒋陆平,徐兴健.解郁丸治疗失眠症34例[J].中医杂志,2008,49(6):556.
H164	俞建良.归脾丸治疗失眠症20例[J].现代中西医结合杂志,2008,17(32):5044-5045.
H165	冯晓东.乌灵胶囊治疗慢性失眠症25例[J].中医研究,2008,21(5):34-35.
H166	张旭明.安神胶囊治疗慢性失眠症的对照研究[J].现代中西医结合杂志,2008,17(15):2320-2321
H167	徐冰,阎咏梅,冯卫星,等.交藤龙牡二仁汤加味治疗老年性失眠35例[J].北京中医药,2008,27(2):121-122.
H168	罗静.疏肝泻热法治疗失眠症(肝郁化火型)76例[J].新中医,2008,40(10):81.
H169	张志明.加味黄连温胆汤治疗痰热内扰型失眠80例疗效观察[J].中医药学报,2008,36(6):64-65.
H170	周健,郁晓群,周马英.柏枣宁心颗粒治疗失眠症156例[J].新中医,2008,40(2):76-77.
H171	孙岩.五花舒肝汤治疗失眠52例疗效观察[J].浙江中医药大学学报,2008,32(6):766-767.
H172	任雁京,倪凤.枣仁安神胶囊治疗老年人失眠症的疗效分析[J].贵阳中医学院学报,2007,29(5):23-24.
H173	黄黎明.中药宽胸安眠方治疗失眠症48例临床疗效观察[J].实用中西医结合临床,2007,7(2):23-24.
H174	秦国兴,金海龙,鲁国芬.枣仁安神胶囊治疗失眠症的对照研究[J].浙江中西医结合杂志,2007,17(12):746-747.
H175	鲍立迎,张景崴,刘家林.甜梦口服液治疗慢性失眠的临床疗效观察[J].中国中药杂志,2007,32(12):1218-1219.
H176	田霞.益神汤治疗睡眠障碍60例[J].河南中医,2007,27(9):44-45.

续表

编码	参考文献
H177	张万廷,杨宏宇.天王补心丹加味治疗阴血亏虚型失眠66例[J].河南中医学院学报,2006,21(2):57-58.
H178	王秋生,耿淑萍.水火两济安神方治疗失眠60例[J].河南中医,2006,26(9):32-33.
H179	谌剑飞.甜梦胶囊治疗老年性失眠疗效观察[J].中国中医药信息杂志,2006,13(1):74-75.
H180	郑淑英,王卫红.百莲汤治疗失眠症68例临床观察[J].临床心身疾病杂志,2006,12(1):17-18.
H181	罗伦才,季小平,代频,等.益肾强身饮治疗失眠症52例临床观察[J].西南军医,2006,8(4):25-27.
H182	喻炳奎.百合酸枣仁汤治疗单纯性失眠63例[J].浙江中西医结合杂志,2006,16(9):580.
H183	葛秀英,颜亭.安眠灵治疗高校学生失眠性亚健康探讨[J].实用中医内科杂志,2006,20(5):528-529.
H184	陈分乔,薛维华,梅建强.安睡冲剂治疗失眠症180例[J].陕西中医,2005,26(7):644-646.
H185	谭莲蓉.辨证分型治疗失眠疗效观察[J].广西中医药,2005,28(3):24-25.
H186	唐启善.舒肝安寐汤治疗失眠症42例[J].四川中医,2005,23(10):54-55.
H187	关晓清,许红力,于秀华.蒲郁胶囊治疗失眠的临床观察[J].中医药学刊,2005,23(3):502.
H188	黄淑玲.安神汤治疗失眠症30例疗效观察[J].新中医,2005,37(8):26-27.
H189	肖郡芳.化痰消瘀方治疗重症失眠60例疗效观察[J].光明中医,2005,20(4):58-59.
H190	许海峰.俞氏加减十味温胆汤治疗顽固性失眠36例——附西药治疗35例对照[J].浙江中医杂志,2005,40(8):336.
H191	李海聪,杨毅玲,张树益,等.中药治疗老年睡眠障碍63例临床观察[J].中医杂志,2004,45(2):111-112.
H192	杨海波,汪连春,孙建民.甜梦胶囊治疗失眠症的临床研究[J].中华现代中西医杂志,2004,2(11):993.
H193	谭燕泉,黄雪莲.中药治疗老年顽固性不寐89例[J].山西中医,2003,19(2):21.
H194	赵红,董尚朴,高春梅,等.清痰安神方治疗失眠60例疗效观察[J].新中医,2003,35(10):20-21.

续表

编码	参考文献
H195	盛钦业.交泰丸加味治疗老年性失眠症30例[J].山东中医杂志,2003,22(7):401-402.
H196	刘勇,南达元.枣仁安神胶囊治疗心理生理性失眠的临床观察[J].中国中药杂志,2009,34(13):1730-1731.
H197	XIA CY,DENG SP,ZHU PJ.The XIA′s No.1 sleeping prescription for the treatment of insomnia of the deficiency type:a clinical observation of 60 cases[J].J Trad Chin Med,2009,29(3):211-215.
H198	王淑敏,刘建群,马桂芬,等.枣仁安神片治疗失眠症临床研究[J].河北中医,2013,35(8):1217-1219.
H199	黄华斌,沙荣,万仲贤.缬草对原发性失眠症疗效及内源性血浆褪黑素水平的影响[J].亚太传统医药,2013,9(3):4-7.
H200	缪卫红.心仁神安胶囊治疗失眠症59例临床观察[J].河北中医,2012,34(10):1459-1460,1472.
H201	王之通,贺敏,蒋健.三七颗粒治疗失眠心虚瘀热内扰证随机双盲对照临床研究[J].辽宁中医杂志,2010,37(12):2289-2292.
H202	赵晓红.安神汤配合耳穴贴压治疗失眠78例临床观察[J].山西中医,2010,26(7):19-20.
H203	朱红霞,胡学军.百夜灵丹方对失眠症患者生活质量影响的研究[J].湖南中医杂志,2010,26(5):20-21.
H204	宋秀华.乌灵胶囊治疗失眠的随机双盲对照研究[D].温州:温州医学院硕士学位论文,2010.
H205	连凤梅,徐贵成,刘坤,等.蝉夜安神胶囊与安慰剂对照治疗失眠症的临床试验[J].中国新药杂志,2009,18(21):2056-2060.
H206	黄韬,陈青锋.百合温胆汤治疗痰热内扰型失眠症的随机单盲对照试验研究[J].上海中医药杂志,2006,40(5):15-16.
H207	张敬锋.酸枣仁膏治疗原发性失眠的临床疗效评价及其方法学研究[J].北京:中国中医研究院硕士学位论文,2003.
H208	朱涛.养心安神汤联合认知行为疗法治疗原发性失眠的临床研究[J].辽宁中医杂志,2013,40(8):1651-1653.
H209	陈文强,李宗信,黄小波,等.中药脑康Ⅱ号对老年失眠患者生活质量和睡眠质量的影响[J].中国行为医学科学,2008,17(9):802-804.
H210	陈林榕,彭敏,李创鹏,等.杞菊地黄汤加减沐足治疗老年高血压合并失眠临床观察[J].甘肃医药,2013,32(12):888-891.

续表

编码	参考文献
H211	杨才兴,姚云洁,曾令伟,等.认知行为结合中药熏洗足治疗慢性病毒性肝炎失眠症的疗效分析[J].重庆医学,2013,42(15):1756-1757.
H212	顾平,王亚辉,王铭维,等.帕罗西汀合并养血清脑颗粒治疗失眠伴发焦虑、抑郁的疗效观察[J].中国社区医师,2011,27(42):17.
H213	周平,张勇.解郁安神汤治疗失眠的临床观察[J].浙江中医药大学学报,2006,30(3):240-241.
H214	李燕,周振华,周秀芳,等.加味温胆汤配合认知-行为疗法治疗慢性失眠[J].中国实验方剂学杂志,2013,19(4):316-319.
H215	张新平,张毅伟.参松养心胶囊治疗失眠症疗效观察[J].临床合理用药杂志,2010,3(9):24-25.
H216	张新平,张莉萍,孙树芳.参松养心胶囊干预老年失眠症的临床应用[J].中国中医基础医学杂志,2009,15(1):64-65,71.
H217	李智杰.加味菖蒲郁金汤联合艾司唑仑片治疗失眠症临床观察[J].神经损伤与功能重建,2014,9(1):47-49.
H218	唐连婷.中药足浴治疗失眠症患者效果观察[J].河北联合大学学报(医学版),2014,16(1):74.
H219	刘振国.传统中成药与西药联合治疗失眠疗效观察[J].基层医学论坛,2014,18(5):620-621.
H220	刘要武.中西医结合治疗失眠症45例疗效观察[J].河北中医,2014,36(2):239-240.
H221	陈烨.中西医结合治疗失眠症对照研究[J].世界最新医学信息文摘(电子版),2013,13(19):281-282.
H222	冯志芬,蒋恩社.从肝、从瘀论治镇静催眠药依赖型失眠[J].中国实验方剂学杂志,2013,19(11):308-310.
H223	龙渊.酸枣仁汤加味治疗肝血亏虚证失眠临床观察[J].云南中医中药杂志,2013,34(11):30-32.
H224	贺涛,叶寒露,王柯.温胆汤治疗失眠痰火内扰证30例临床观察[J].中医药导报,2013,19(10):98-99.
H225	孙新爱,何栋.睡眠灵联合佐匹克隆治疗失眠症的疗效观察[J].现代中西医结合杂志,2013,22(30):3364-3365.
H226	裴国宪.黄连温胆汤加减治疗失眠疗效观察[J].陕西中医学院学报,2013,36(4):67-68.

编码	参考文献
H227	郑强.中西医结合治疗气血亏虚型不寐证33例疗效观察[J].国医论坛,2013,28(2):47-48.
H228	韩多林.活血复寐方联合舒乐安定治疗老年人失眠的临床观察[J].西部中医药,2013,26(2):83-85.
H229	聂红,赵志熊.中西医结合治疗失眠症疗效观察[J].内蒙古中医药,2013,32(20):24-25.
H230	潘博希,陈维,王明红,等.健脾疏肝汤与复方枣仁胶囊昼夜交替治疗脾虚肝郁型失眠临床观察[J].中国中医药信息杂志,2013,20(5):79-80.
H231	舒怀,李月,于恒.从心论治失眠症[J].中国老年保健医学,2013,10(4):69-70.
H232	陶永琛,常学辉.活血化痰安神方治疗顽固性失眠临床研究[J].中医学报,2012,27(4):473-474.
H233	黄俊武,陈敏,刘世林,等.自制"安神膏"治疗顽固性失眠54例[J].江西中医药,2012,43(12):19-20.
H234	娄樱樱.自拟温阳活血宁心方治疗老年瘀血型顽固性失眠的临床观察[J].内蒙古中医药,2012,31(10):19-20.
H235	文国顺,王艳妮.补肾活血方联合艾司唑仑治疗老年性失眠32例[J].长春中医药大学学报,2012,28(5):856-857.
H236	侯媛媛,闫咏梅,边娜,等.中西医结合治疗失眠33例临床观察[J].山西中医,2012,28(6):16-17.
H237	张惠鹏.温胆汤合半夏泻心汤治疗失眠的临床分析[J].贵阳中医学院学报,2012,34(3):49-50.
H238	陈伟河,刘琼,林贵喜,等.参松养心胶囊联合酒石酸唑吡坦片治疗失眠的临床观察[J].临床合理用药杂志,2012,5(25):65-66.
H239	杨敏.血府逐瘀汤加减治疗顽固性失眠52例临床观察[J].河北中医,2011,33(12):18,131,848.
H240	高美超,张洋.综合疗法治疗顽固性失眠41例[J].中国中医药现代远程教育,2011,9(17):30-31.
H241	钱玉良,汪永胜,严冬,等.黄连温胆颗粒治疗失眠20例临床观察[J].湖南中医杂志,2011,27(4):3-4.
H242	谭奔腾.归脾汤治疗安定类药物依赖型失眠症30例临床观察[J].中医药导报,2011,17(6):21-22.

续表

编码	参考文献
H243	戴其军,瞿联霞,柯进.晨清夜寐方治疗心肾不交型失眠临床研究[J].辽宁中医杂志,2010,37(6):1086-1087.
H244	周斌.加味归脾汤治疗顽固性失眠临床观察[J].中国民族民间医药杂志,2010,19(12):121.
H245	阮宏鹏.刺五加辅助治疗失眠症32例[J].现代中西医结合杂志,2010,19(17):2140.
H246	徐海奎.银丹心脑通胶囊联合艾司唑仑片治疗失眠的临床观察[J].中西医结合心脑血管病杂志,2009,7(1):115.
H247	季向东,陈彩霞,姜俊香.百乐眠胶囊合小剂量氯硝西泮治疗失眠47例[J].陕西中医,2009,30(9):1164-1165.
H248	马勇,刘远新,周海蓉.清肝宁神汤治疗痰热内扰型失眠的临床疗效观察[J].新疆中医药,2008,26(3):22-23.
H249	张健平.夜合健脑片联合佐匹克隆治疗失眠症疗效观察[J].中国医药指南,2008,6(24):179-181.
H250	钱惠峰.中西医结合治疗失眠症疗效观察[J].中国现代医生,2007,4(10X):72,88.
H251	周宗水,刘金芳.舒眠胶囊治疗失眠症的临床观察[J].现代医药卫生,2005,21(7):845.
H252	于海亭,付慧鹏,刘俊德,等.加味酸枣仁汤治疗失眠症的对照研究[J].中华实用中西医杂志,2005,18(12):1779-1780.
H253	付慧鹏,于海亭,霍军,等.中西医结合治疗失眠症53例疗效观察[J].新中医,2004,36(12):40-41.
H254	陈红.2种治疗策略治疗老年人慢性失眠的疗效比较[J].现代中西医结合杂志,2012,21(15):1668-1669.
H255	李耀龙,代凤英,周启才.交藤龙牡二仁汤联合艾司唑仑治疗失眠30例[J].西部中医药,2011,24(11):88-89.
H256	詹淑琴,王玉平,高利,等.活力苏口服液治疗失眠的疗效观察[J].北京中医药,2008,27(10):789-790.
H257	谭斌.酸枣仁汤协同奥沙西泮治疗失眠的临床疗效[J].中国临床药理学杂志,2006,22(3):175.
H258	苏红梅,金伟国,汤洁.加味黄连温胆汤治疗痰瘀交阻型慢性失眠疗效观察[J].上海中医药杂志,2013,47(4):40-42.

编码	参考文献
H259	颜清.参芪五味子片治疗失眠症46例疗效观察[J].海南医学,2012,23(11):43-44.
H260	刘青.自拟龙牡五加柴参汤治疗失眠症60例疗效分析[J].广西中医学院学报,1999,16(3):97-99.
H261	李立新,申建柯.参芪五味子片联合金水宝胶囊治疗中老年阳气虚弱型失眠疗效观察[J].广州中医药大学学报,2012,29(3):251-253.
H262	刘成.化痰解郁法治疗老年顽固性失眠58例临床观察[J].四川中医,2011,29(6):65-66.
H263	滑宏巨,王志红,李建龙.归脾合剂治疗失眠症86例[J].陕西中医,2010,31(2):165-166.
H264	陆伟珍.失眠症从肝论治临床观察[J].中医杂志,2010,51(S2):197-198.
H265	管苍益.补气宁心法治疗老年失眠症43例临床观察[J].中医杂志,2009,50(S1):137.
H266	袁灿兴,陈运,李俊,等.美安颗粒辅助治疗肝阴亏虚型失眠症的随机双盲、安慰剂平行对照试验研究[J].上海中医药杂志,2013,47(5):57-59,71.
H267	景兴文.心神宁治疗失眠症心脾两虚兼虚热内扰证48例临床观察[D].成都:成都中医药大学硕士学位论文,2011.
H268	李艳,徐碧云,肖芳,等.加味逍遥散对心理应激性失眠患者睡眠的影响[J].中国中西医结合杂志,2009,29(3):208-211. 肖芳,徐碧云,李艳,欧碧阳,等.加味逍遥散对心理应激性失眠患者焦虑抑郁情绪的调节作用[J].中华中医药学刊,2009(5):962-964.
H269	钱超.南五味子软胶囊治疗失眠症的临床研究[D].南京:南京中医药大学硕士学位论文,2012.
H270	常诚,姜亚军,邹建东,等.主观量表评价原发性失眠症中药疗效的特性分析[J].河北中医,2006,28(11):829-830.
H271	李建英,郑彩娥.中药足浴用于老年睡眠障碍患者的效果观察[J].护理与康复,2010,9(5):429-430.
H272	张巍巍,崔素琴,李娟.养血清脑颗粒与阿普唑仑对老年失眠对照疗效观察[J].中国误诊学杂志,2008,8(12):2808-2809.
H273	于海亭,付慧鹏,刘娜.中药与佳乐定对失眠症疗效的对照研究[J].临床心身疾病杂志,2004,10(2):94-95.
H274	李娅妮,卢景奎.天王补心丹治疗尿毒症失眠疗效观察[J].辽宁中医药大学学报,2013,15(5):174-175.

续表

编码	参考文献
H275	章波,卢建新.调中安神汤治疗失眠的临床研究[J].中国临床医生,2013,41(1):62-65.
H276	章平富.泻火安神方联合乌灵胶囊治疗心肝热盛型失眠32例[J].浙江中医杂志,2012,47(2):97.
H277	王志刚,李巧霞.柴连疏肝合剂治疗失眠症(肝郁化火型)的临床研究[J].甘肃中医,2011,24(6):28-29.
H278	司维.自拟方治疗失眠伴发焦虑抑郁状态疗效观察[J].北京中医药,2010,29(6):429-430.
H279	肖祥成,张健梅,苏夏.疏肝宁神汤治疗顽固性失眠42例临床观察[J].四川中医,2009,27(10):52-53.
H280	王苏莉,张铭.黄连温胆汤加减治疗失眠症86例[J].湖南中医杂志,2006,22(4):42.
H281	杨毅玲,李渊,李海聪.活血化瘀安神法治疗老年睡眠障碍临床研究[J].中华临床医学杂志,2006,7(11):12-13,11.
H282	唐桂兰.参麦汤治疗失眠症53例临床观察[J].湖南中医杂志,2001,17(3):11-12.
H283	赵学军,战晓侬,区惠嘉,等.疏肝和胃法治疗失眠[J].中国中医基础医学杂志,2006,12(1):70-71.
H284	李伟,李长瑾,叶人,等.中药和认知行为干预对亚健康失眠转归的影响[J].实用医学杂志,2010,26(9):1648-1651.
H285	付慧鹏.中西医结合治疗失眠症50例[J].中国中西医结合杂志,2005,25(3):277.
H286	占翠红,梁永凯,马俊,等.中西医结合治疗更年期失眠的临床观察[J].黑龙江医药,2010,23(6):994-995.
H287	王光林.中西医结合治疗顽固性失眠56例临床观察[J].中国中医药信息杂志,2009,16(12):75.
H288	曲大纯.失眠从肝论治临床观察[J].辽宁中医药大学学报,2014,16(5):205-206.
H289	陈家兴.加味半夏秫米汤治疗失眠100例疗效观察及方证探讨[J].内蒙古中医药,2013,32(6):35-36.
H290	尚世龙,李志平,王中男.加味交泰汤治疗心肾不交型失眠30例[J].长春中医药大学学报,2013,29(6):1054-055.

编码	参考文献
H291	陈允恩,高志俊,程淑英,等.金龙解郁胶囊治疗失眠症的临床疗效观察[J].中国医药,2013,8(1):45-46.
H292	王娜,刘华玲.养血清脑颗粒治疗老年失眠及其伴随症状80例临床研究[J].中国医药指南,2013,11(21):689,727.
H293	邢佳,王嘉麟,王椿野,等.疏肝泻火养血安神法干预失眠症的临床研究[J].环球中医药,2013,6(7):500-504.
H294	杨芳.逍遥散加减治疗失眠48例[J].光明中医,2013,28(8):1615-1616.
H295	黄春华,周雯,杨小波,等.温阳法治疗阳虚型失眠症疗效观察及生存质量研究[J].新中医,2013,45(9):29-31.
H296	李颖.温胆汤加减治疗痰热内扰型失眠50例[J].河南中医,2013,33(11):1980-1981.
H297	李莲英,关婕婷,孙龙,等.疏肝清热安神法治疗失眠116例临床观察[J].中国病案,2013,14(7):80,封3.
H298	吴文岭.麦味地黄汤加减治疗肝肾阴虚型失眠38例[J].湖南中医杂志,2013,29(8):39-40.
H299	王淑萍.加味黄连温胆龙骨牡蛎汤治疗肿瘤患者顽固性失眠临床观察[J].四川中医,2013,31(6):108-109.
H300	刘芳.黄连阿胶汤加味治疗糖尿病合并失眠38例[J].中国中医药现代远程教育,2013,11(13):104,114.
H301	宿成君,任瑞梅,宋立公.柴胡加龙骨牡蛎汤治疗老年女性慢性失眠30例思考[J].中医临床研究,2013,5(2):59-60.
H302	贾俊严.参松养心胶囊治疗中老年失眠32例[J].中医临床研究,2013,5(21):70.
H303	高旭阳,闫文翠.安神定志丸合酸枣仁汤加减治疗不寐症患者临床观察[J].黑龙江中医药,2013,42(3):16-17.
H304	林素珊."调阴阳和营卫"法治疗新加坡失眠病人的临床疗效观察[D].南京:南京中医药大学博士学位论文,2012.
H305	罗亚芳.自拟安眠方加减治疗失眠61例疗效观察[J].云南中医中药杂志,2012,33(4):46-47.
H306	阮冯.黄连温胆汤合柴胡疏肝散治疗失眠疗效观察[J].浙江中西医结合杂志,2012,22(11):876-877.
H307	农田泉.加味半夏秫米汤治疗失眠68例临床观察[J].河北中医,2012,34(8):1169-1170.

续表

编码	参考文献
H308	刘文蕊.酸枣仁汤加减治疗失眠28例疗效观察[J].国医论坛,2012,27(4):8.
H309	刘海军.滋阴潜阳交通心肾法治疗顽固性失眠疗效观察[J].中医临床研究,2012,4(8):67.
H310	李志明,罗兰,张芸,等.加味桂枝甘草龙骨牡蛎汤治疗恶性肿瘤患者失眠35例[J].现代中医药,2012,32(3):54-55.
H311	吕萍.半夏秫米汤加味治疗失眠60例[J].长春中医药大学学报,2012,28(3):472.
H312	孙育红.经方加减治疗痰热扰心型失眠的疗效观察研究[J].中国医药指南,2012,10(29):613-614.
H313	李红,李玉平,马青东.柴胡加龙骨牡蛎汤治疗失眠症30例临床观察[J].中国医药指南,2012,10(30):601-602.
H314	曹希勤.静心宁神汤治疗不寐88例疗效观察[J].甘肃中医学院学报,2012,29(5):32-33.
H315	陈琰,王赛莉,赵燕宁.益肾清心汤治疗围绝经期睡眠障碍46例[J].辽宁中医杂志,2012,39(5):859-861.
H316	史建建,张慧宇,陆小左.珠母安神汤治疗顽固性失眠94例临床分析[J].吉林中医药,2012,32(7):686-687.
H317	俞潮洋.归脾养心汤加减治疗虚证失眠100例疗效观察[J].云南中医中药杂志,2012,33(5):83-84.
H318	贺思霞,李妍怡.佛手养心汤治疗心肾不交型失眠70例临床观察[J].亚太传统医药,2012,8(9):63-65.
H319	董宏利.丹栀逍遥散加减治疗肝郁化火型失眠30例[J].光明中医,2012,27(9):1782-1783.
H320	邓耀波,张映梅.乌灵胶囊治疗失眠症46例[J].实用中医药杂志,2012,28(6):508-509.
H321	孙景波,华荣,桂吟哲.参松养心胶囊治疗原发性失眠62例分析[J].中国社区医师,2012,27(44):10.
H322	程平荣,晋献春,陈勇鹏.乌灵胶囊对不同证型失眠症的疗效比较[J].河北中医,2012,33(8):1148-1149.
H323	丁树栋,管恩兰.自拟中药方治疗顽固性失眠38例临床观察[J].国际中医中药杂志,2011,33(12):1071.
H324	马俊.自拟二夏清心汤治疗失眠症62例[J].中国中医药咨讯,2011,3(18):182.

续表

编码	参考文献
H325	胡春光.中药解郁、安神二步法治疗失眠症 40 例临床观察[J].中外妇儿健康, 2011,19(6):331.
H326	周鹏,陈林庆,萧怡,等.加减酸枣仁汤治疗虚劳虚烦失眠 20 例[J].中西医结合心脑血管病杂志,2011,9(3):384.
H327	罗海鸥,李绍旦,杨明会,等.和胃安神汤对失眠症患者睡眠及生活质量的影响[J].中国中医药信息杂志,2011,18(6):18-20.
H328	张智海.自拟活血安神汤治疗顽固性失眠 38 例[J].基层医学论坛,2010,14(32):997.
H329	王媛媛,秦霞,杨丽丽.柴胡加龙骨牡蛎汤治疗肝郁气滞型失眠[J].山西中医, 2010,26(6):40.
H330	罗廷威,陈淑婉,伍巧玲.足浴睡眠方治疗轻度失眠 62 例[J].中医外治杂志, 2010,19(4):30.
H331	彭祖春.自拟中药方治疗失眠 54 例临床疗效观察[J].中国医学创新,2010,7(16):59-60.
H332	罗从容.滋阴补肾法治疗老年性失眠 86 例疗效观察[J].贵阳中医学院学报, 2010,32(2):53-54.
H333	宋秀华,何金彩,郑天生,等.乌灵胶囊干预亚健康失眠的疗效观察[J].中华中医药学刊,2010,28(3):477-478.
H334	施金凤.自拟安神汤加减治疗失眠 96 例[J].中医药临床杂志,2010,22(1):67.
H335	郭庆芳,刘建强.参芪五味子片对 32 例失眠症患者睡眠脑电图的影响[J].中医杂志,2010,51(4):376.
H336	俞有宝.大补阴丸治疗阴虚火旺型失眠症 60 例疗效观察[J].云南中医中药杂志,2010,31(11):39-40.
H337	张映梅.黄连温胆汤治疗酒后失眠症 56 例疗效观察[J].云南中医中药杂志, 2009,30(10):36.
H338	孙晓萍.归脾汤加减治疗失眠症 23 例[J].光明中医,2009,24(2):282-283.
H339	温准.镇静安神中药治疗老年失眠患者的临床观察[J].中医杂志,2009,50(S1):151-152.
H340	彭伟,孙洪胜.参芪益康片干预慢性疲劳综合征失眠状态临床研究[J].中国中医药现代远程教育,2009,7(12):19-20.
H341	王健.益眠聪慧汤治疗青少年顽固性失眠的临床观察[J].蛇志,2009,21(2):110-111.

续表

编码	参考文献
H342	居跃君,袁茂云.疏肝和胃化瘀安神汤治疗胃病不寐86例[J].上海中医药杂志,2009,43(9):33-34.
H343	董宏利,刘海燕.黄连阿胶汤加减治疗阴虚火旺型失眠36例疗效观察[J].辽宁中医杂志,2009,36(8):1336.
H344	刘艳萍.安神汤治疗失眠32例[J].浙江中医杂志,2009,44(11):844.
H345	安京雅,刘文成,郝佳,等.七叶神安片辅助治疗失眠症疗效观察[J].中华中西医学杂志,2009,7(9):61-62.
H346	杨静.陶根鱼教授治疗失眠症的经验[J].光明中医,2008,23(7):917.
H347	李铁成,刘茂祥.柴胡加龙骨牡蛎汤治疗失眠症40例临床观察[J].长春中医药大学学报,2008,24(3):282.
H348	柳文.挹神汤治疗顽固性失眠45例临床观察[J].中国保健营养:临床医学学刊,2008,17(3):100-101.
无 H349	苏巧珍,杨志敏.四逆加柴桂龙骨牡蛎汤治疗阳虚型失眠32例疗效观察[J].新中医,2008,40(6):58-59.
H350	王康平,姚建景,王玉虹,等.活血化瘀中药治疗顽固性失眠48例[J].四川中医,2008,26(12):87.
H351	李彩霞.柴胡加龙骨牡蛎汤合酸枣仁汤加减治疗失眠56例[J].中国社区医师:医学专业,2008,10(15):128.
H352	何贵翔,陈琰.益肾清心汤对围绝经期心肾不交型失眠的改善情况及对性激素的影响[J].天津中医药,2008,25(1):15-19.
H353	展平.回心宁神方治疗顽固性失眠45例[J].亚太传统医药,2007(4):35-36.
H354	滕晶,张洪斌.择时顺势、调理营卫治疗失眠证的临床与实验研究[J].山东中医药大学学报,2006,30(4):318-320.
H355	何传强.甘麦大枣汤合半夏汤合酸枣仁汤加减治疗顽固性失眠30例[J].临床和实验医学杂志,2006,5(10):1614.
H356	任德启,周萍.通络安神汤治疗顽固性失眠临床观察[J].光明中医,2006,21(12):36-37.
H357	崔中芹.自拟活血安神汤治疗失眠症124例疗效观察[J].四川中医,2006,24(10):55-56.
H358	戎装,归卫东,冯丽伟,等.通治方治疗顽固性失眠90例疗效观察[J].云南中医中药杂志,2006,27(3):27-28.

编码	参考文献
H359	闫立新.安神利眠汤治疗失眠症160例临床观察[J].甘肃中医学院学报,2004,21(2):23.
H360	全世建.逍遥丸治疗失眠40例[J].陕西中医,2004,25(10):875-876.
H361	杨伟,王嘉惠.活血化瘀安神法治疗失眠症50例小结[J].湖南中医药导报,2004,10(8):20,34.
H362	黄远光.抗脑衰胶囊治疗失眠症100例临床分析[J].实用医学杂志,2003,19(5):554-555.
H363	穆军山.乌灵胶囊治疗失眠症的临床疗效观察[J].中华实用医学,2003,5(5):38-39.
H364	付冰.运用血府逐瘀汤治疗失眠证50例[J].辽宁中医学院学报,2002,4(2):118.
H365	相其林.佳乐静液治疗原发性失眠60例[J].陕西中医,2002,23(8):708-709.
H366	黄立芳,黄文政.安神解郁汤治疗失眠症120例临床观察[J].天津中医,2002,19(3):55-56.
H367	周恩庆.安魂定志汤治疗失眠证168例临床观察[J].中国中医基础医学杂志,2002,8(1):30-31.
H368	孙晓明.温胆汤治疗不寐证68例临床观察[J].天津中医,2000,17(6):17.
H369	段慧君.中药调心安神汤治疗重度失眠50例临床观察[J].基层医学论坛,2012,16(20):2667.
H370	王立茹.安神汤治疗失眠90例[J].河南中医,2012,32(3):342.
H371	黄春华,陈建斌,聂容荣,等.温阳法治疗阳虚型失眠症40例[J].辽宁中医杂志,2011,38(3):473-475.
H372	孙枚.中西药结合治疗失眠临床观察56例[J].中国卫生产业,2011,8(3):105.
H373	宿献周.龙牡地黄汤治疗原发性失眠60例[J].陕西中医,2011,32(6):662,668.
H374	曾永青.甜梦胶囊治疗更年期综合征失眠的临床观察[J].亚太传统医药,2010,6(7):29-31.
H375	赵忠新,窦林平.百乐眠胶囊与扎来普隆胶囊合用治疗失眠的临床观察[J].中国基层医药,2006,13(12):2072-2073.
H376	南焕成.中西医结合治疗失眠症40例[J].中华今日医学杂志,2003,3(24):70.
H377	玄光洙.中西医结合治疗失眠症61例临床观察[J].吉林医学,2003,24(1):70-71.

续表

编码	参考文献
H378	韩丽萍.清心解郁汤治疗失眠症 56 例临床观察[J].山西中医学院学报,2003,4(1):18-19.
A1	张洪,邓鸿,熊可.针刺调阴跷阳跷治疗失眠症 87 例临床观察[J].中国针灸,2003,23(7):394-396.
A2	李新梅.薄氏腹针治疗更年期妇女失眠症的临床研究[D].广州:广州中医药大学硕士学位论文,2005.
A3	潘秋兰,张丽梅,杨建英,等.针刺治疗顽固性失眠症的效果分析[J].中国热带医学,2005,5(8):1641,1705.
A4	罗文政.解郁调神针刺法治疗失眠伴抑郁障碍的临床研究[D].广州:广州中医药大学博士学位论文,2006.
A5	倪金霞,朱文增.头穴透刺为主治疗失眠 76 例患者临床对比研究[J].针灸临床杂志,2006,22(12):35-36.
A6	宋琪.针刺百会四神聪治疗抑郁障碍相关性失眠 56 例[J].首都医药,2007,14(9X):48-49.
A7	宣雅波,郭静,王麟鹏,等.针刺对原发性失眠患者睡眠质量的影响:随机对照研究[J].中国针灸,2007,27(12):886-888.
A8	丁德光,罗惠平,焦扬.长时间留针治疗失眠的临床研究[J].针灸临床杂志,2008,24(3):10-11.
A9	叶天申,王庆佳,谢文霞,等.腹针治疗原发性失眠症的随机对照研究[J].上海针灸杂志,2008,27(2):3-5.
A10	齐丽珍,马晓苑,杨玲.项丛刺治疗失眠症疗效观察[J].中国针灸,2008,28(12):861-864.
A11	卢琰琰,李振宗,叶仿武,等.益肾调督养心针法治疗脑卒中后失眠症 25 例临床观察.江苏中医药,2008,40(7):59-61.
A12	郭静,王麟鹏,吴希.针刺对原发性失眠患者日间觉醒状态的影响[J].北京中医药,2008,27(7):497-499.
A13	罗仁瀚,徐凯,周杰.针刺治疗失眠症的临床研究[J].针灸临床杂志,2008,24(12):5-6.
A14	刘伟华,赵嫦莹,伦新,等."眠三针"治疗抑郁障碍相关性失眠 30 例[J].针灸临床杂志,2009,25(4):5-6.
A15	GUO J,WANG L P,LIU C Z,et al.Efficacy of acupuncture for primary insomnia:a randomized controlled clinical trial[J].Evid Based Complement Alternat Med,2013:163850.DOI:10.1155/2013/163850

续表

编码	参考文献
A16	HACHUL H,GARCIA T K,MACIEL A l,et al.Acupuncture improves sleep in postmenopause in a randomized,double-blind,placebo-controlled study［J］.Climacteric,2013,16(1):36-40.
A17	奚玉凤,艾宙,刘媛媛,等.腹针改善慢性失眠症患者睡眠质量及生存质量临床研究［J］.中国中医药信息杂志,2009,16(12):10-12.
A18	周艳丽,杜彩霞,高希言.针刺调理五脏背俞穴治疗失眠症40例［J］.中医研究,2009,22(4):56-57.
A19	陶红星,金锦兰.针刺经外奇穴治疗失眠症58例临床研究［J］.吉林中医药,2009,29(1):52-53.
A20	陈启波.针刺治疗失眠100例疗效观察［J］.中国实用医药,2009,4(33):211-212.
A21	江瑜.针刺治疗失眠症疗效观察［J］.辽宁中医药大学学报,2009,11(6):191-192.
A22	李黄彤,黄泳,陈麟.薄氏腹针治疗慢性失眠症62例疗效观察［J］.河北中医,2010,32(4):558-559.
A23	韦云泽,庞健丽.调节阴阳跷脉治疗失眠42例［J］.中医外治杂志,2010,20(6):38-39.
A24	李漾,郑德采.腹针治疗失眠症的临床研究［J］.辽宁中医杂志,2010,37(5):914-916.
A25	何凤麟,蒋元模.平调阴阳针刺法治疗顽固性失眠临床观察［J］.中国中医急症,2010,19(6):940,1006.
A26	孙兆元.针刺太溪三阴交涌泉穴治疗老年人失眠40例［J］.陕西中医,2010,31(6):731-732.
A27	张治强.针刺五脏背俞穴治疗失眠症的临床疗效观察［J］.湘南学院学报(医学版),2010,12(1):26-28.
A28	何婷,赖新生,陈玉骐.针刺治疗失眠焦虑抑郁状态30例［J］.安徽中医学院学报,2010,29(1):39-41.
A29	李新艳,周章玲,张波.针刺治疗中老年失眠症的临床研究［J］.天津中医药,2010,27(5):386-388.
A30	孙敬青.调补任督法治疗原发性失眠的临床观察［J］.中医药学报,2011,39(6):81-83.
A31	董坚,徐淑华.交通阴阳法改善不寐患者睡眠质量［J］.现代中西医结合杂志,2011,20(12):1493-1494.

续表

编码	参考文献
A32	笪巍伟.通督调神法针刺干预慢性失眠患者撤药及预后的临床研究［D］.南京:南京中医药大学硕士学位论文,2011.
A33	王庆波,赵俐黎,刘俊红,等.扬刺针法治疗失眠性亚健康28例［J］.中医杂志,2011,52(11):967-968.
A34	苏东,赵军,金弘.针刺心经经络穴为主治疗虚证不寐临床疗效观察［J］.针灸临床杂志,2011,27(5):34-36.
A35	熊嘉玮.针灸治疗失眠症临床观察［J］.新中医,2011,43(2):107-108.
A36	张雁冰.针灸治疗痰热内扰型失眠60例［J］.中医研究,2011,24(11):70-72.
A37	谭毅,林玲,奎瑜.陈氏针法治疗失眠症49例临床观察［J］.新中医,2012,44(4):97-99.
A38	夏筱方.调理任督针刺法治疗阴虚火旺型失眠症临床观察［J］.上海针灸杂志,2012,31(12):869-870.
A39	赵云雁,尚方明,宗振勇.针刺华佗夹脊穴治疗失眠的临床疗效观察［J］.常州实用医学,2012,28(5):308-311.
A40	李刚,张义,罗亨勤.针刺联合艾司唑仑治疗脑卒中后失眠的疗效观察［J］.西南国防医药,2012,22(6):641-642.
A41	王莉莉.针刺治疗单纯性失眠临床观察［J］.上海针灸杂志,2012,31(8):570-571.
A42	付风昌.针灸治疗不寐43例［J］.光明中医,2012,27(2):320-321.
A43	张红岩,李佩芳.宁心安神针刺法治疗失眠35例［J］.山东中医杂志,2013,32(3):185-186.
A44	肖斌斌,罗湘筠,沈雅婷.平衡针治疗顽固性失眠症疗效观察［J］.中国针灸,2013,33(2):101-104.
A45	李佩芳,刘霞.通督调神针刺法治疗不寐的临床观察［J］.针灸临床杂志,2013,29(4):17-18.
A46	赵志兰.针灸治疗失眠临床疗效观察［J］.光明中医,2013,28(3):538-539.
A47	李翔.佐匹克隆联合针灸治疗原发性失眠症对照研究［J］.临床心身疾病杂志,2013,19(3):220-222.
A48	李佩芳,刘妤.通督调神针法结合行为干预治疗不寐的临床疗效观察［J］.成都中医药大学学报,2014,37(1):73-74,77.
A49	苏晶,高潇,袁洪超,等.穴位注射结合捏脊疗法治疗阳虚型不寐临床观察［J］.中医药信息,2014,31(2):90-93.

编码	参考文献
A50	TU J H,CHUNG W C,YANG C Y,et,al.A comparison between acupuncture versus zolpidem in the treatment of primary insomnia［J］.Asian J Psychiatr,2012, 5(3):231-235.
A51	WANG X Y,YUAN S H,YANG H Y,et al.Abdominal acupuncture for insomnia in women:a randomized controlled clinical trial［J］.Acupunct Electrother Res,2008, 33(1-2):33-41.
A52	GLICK R,BUYSSE D,CHENG Y,et al.Acupuncture for the treatment of insomnia—a pilot study［J］.J Altern Complement Med,2014,20(5):A84.
A53	高希言,赵欣纪,马巧琳,等.调卫健脑针法治疗失眠症40例临床观察［J］.时珍国医国药,2006,17(9):1633-1634.
A54	裴瑜,王伟明.针灸配合耳穴磁珠贴压治疗失眠症疗效观察［J］.上海针灸杂志,2009,28(11):629-631.
A55	武华清.电针配合耳穴按压治疗失眠症32例临床观察［J］.中医药导报,2010, 16(10):64-65.
A56	柴路.经络针刺结合耳针治疗失眠40例［J］.光明中医,2010,25(5):821-822.
A57	屈洪莉,孙晓天,崔杰文.针刺加耳穴治疗失眠症的临床观察［J］.中国中医药咨讯,2010,2(30):162.
A58	张美兰,叶瑞繁,区丽明,等.针刺结合生物反馈疗法治疗老年慢性失眠的临床研究［J］.中华行为医学与脑科学杂志,2010,19(9):795-797.
A59	余芳,张唐法.针刺配合耳穴治疗失眠的疗效观察［J］.湖北中医杂志,2010,32 (8):24-25.
A60	游璐.针灸配合耳穴贴压治疗不寐的临床观察［J］.湖南中医药大学学报, 2010,30(11):70-72.
A61	赖旖,罗敏,邱剑锋.针刺结合耳穴治疗失眠临床观察［J］.辽宁中医药大学学报,2011,13(11):205-206.
A62	孙远征,夏昆鹏.针刺配合耳穴贴压治疗中风后失眠临床观察［J］.上海针灸杂志,2011,30(6):363-365.
A63	朱妹妹.针刺结合耳穴治疗失眠的疗效观察［J］.中国医疗前沿,2012,7(17): 28-29.
A64	陈一,刘萌,宋文革.低周波治疗仪穴位刺激治疗失眠症疗效观察［J］.中国康复理论与实践,2006,12(6):517-518.
A65	张铭,黄莹.头部穴位磁疗治疗失眠症86例的临床观察［J］.中国现代药物应用,2010,4(22):231-232.

续表

编码	参考文献
A66	刘淑艳,黄岚,郑秋,等.穴位按摩疗法改善经内镜逆行胰胆管造影患者失眠的效果[J].中华现代护理杂志,2012,18(33):3994-3997.
A67	蔡蔚,马文,员孙卉,等.以劳宫穴按摩涌泉穴对失眠病人睡眠质量的影响[J].护理研究,2013,27(4B):1017-1018.
A68	邢艳丽,刘波,阎成海,等.电锟针治疗失眠症的疗效观察[J].针灸临床杂志,2010,26(9):9-11.
A69	胡伟,李萍,贾海鹏,等.耳穴埋藏对中青年失眠症患者睡眠功能的影响[J].中国康复,2010,25(6):450-452.
A70	姜斌,马朱红,左芳.耳穴贴压疗法治疗失眠症的随机对照研究[J].中华流行病学杂志,2010,31(12):1400-1402.
A71	皮衍玲,王翔宇,杨震,等.耳穴辨证施治贴压对失眠症患者的疗效观察[J].中国康复,2012,27(1):37-38.
A72	吴莉,刘玲玲.耳穴埋籽治疗心脾两虚型不寐的疗效观察[J].护理实践与研究,2012,9(15):29-30.
A73	金林红,李越艺,程华丽,等.耳穴压磁珠治疗重症失眠临床研究[J].山东中医杂志,2012,31(1):36-37.
A74	周敏,林启展,吴秀清.耳穴贴压法对维持性血液透析患者失眠的干预作用[J].中华中医药杂志,2013,28(3):855-857.
A75	周传銮,闵凡云.综合护理干预配合耳穴贴压疗法对围绝经期睡眠障碍的作用[J].齐鲁护理杂志,2013,19(20):1-3.
A76	HISGHMAN V.Effects of a standardized auricular point prescription in adults with insomnia[J].Thesis dissertation,2006.
A77	卫彦,寇吉友.耳穴贴压法对失眠患者睡眠质量改善的临床观察[J].中国民间疗法,2011,18(4):15-16. 卫彦,寇吉友,王伟华.耳穴贴压法对失眠患者睡眠质量影响的再评价[J].中国民间疗法,2011,19(6):12-13.
A78	SJLING M,ROLLERI M,ENGLUND E.Auricular acupuncture versus sham acupuncture in the treatment of women who have insomnia[J].J Altern Complement Med,2008,14(1):39-46.
A79	崔桂梅,张嵩,刘金喜,等.电针治疗失眠42例临床观察[J].甘肃中医,2000,13(4):52-53.
A80	洪永波.电针治疗失眠伴抑郁障碍的临床研究[D].北京:北京中医药大学硕士学位论文,2003.

续表

编码	参考文献
A81	郭爱松,李爱红.针刺联合思诺思治疗原发性失眠效果观察[J].交通医学,2009,23(4):434-438.
A82	刘大平,张铁.电针头部穴位为主治疗失眠症60例临床观察[J].中国民康医学,2010,22(13):1704,1728.
A83	白伟杰,张志强.针刺跷脉穴治疗失眠的临床研究[J].中华中医药学刊,2011,29(2):413-414.
A84	刘景洋,韦晓婷.电针治疗心脾两虚型失眠的临床观察[J].深圳中西医结合杂志,2013,23(3):168-170.
A85	姚雯,李丹丹,吴清明,等.奇穴调神针法治疗失眠症临床疗效观察[J].中医临床研究,2014,6(4):4-6.
A86	李峰,任英杰,安爽,等.针刺夹脊穴治疗失眠的临床观察[J].针灸临床杂志,2014,30(3):16-18.
A87	YEUNG W F,CHUNG K F,ZHANG S P,et al.Electroacupuncture for primary insomnia:a randomized controlled trial[J].Sleep,2009,32(8):1039-1047.
A88	张鑫鑫,汤晓冬,李伟红.隔药灸治疗心脾两虚、心肾不交型失眠疗效观察[J].针灸临床杂志,2011,27(12):21-23.
A89	俞冬生,刘霞,李佩芳.泻南补北法针刺治疗心肾不交型不寐临床观察[J].中医药临床杂志,2012,24(10):941.
A90	陈勤,陈晓军,周志英,等.艾灸背俞穴对心脾两虚失眠患者的影响[J].浙江中医药大学学报,2013,37(8):1023-1025.
A91	陈勤,陈晓军,周志英,等.艾灸背俞穴为主治疗慢性失眠的随机对照研究[J].中华中医药学刊,2010,31(11):2483-2485.
A92	翁明,廖海清.电针治疗老年性失眠疗效量表分析[J].针灸临床杂志,2007,23(5):33-34.
A93	刘智斌,牛文民.头皮发际区排针法治疗失眠症160例[J].陕西中医,2007,28(6):716-717.
A94	董虹凌.陕西头皮针治疗原发性失眠症的随机对照临床研究[D].太原:山西中医学院硕士学位论文,2010.
A95	黄琳娜,安军明,董虹凌,等.头针治疗原发性失眠症疗效观察[J].上海针灸杂志,2011,30(9):596-597.
A96	王东岩,谢琪瑶.头穴丛刺电针治疗原发性失眠患者疗效观察[J].辽宁中医杂志,2013,40(7):1284-1285.

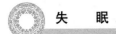

编码	参考文献
A97	宋春华,王雪玮.针刺宁神穴配合耳穴治疗肝郁化火型失眠临床体会[J].辽宁中医药大学学报,2013,15(7):9-11.
A98	潘建红,李平.通督调神针法治疗失眠症疗效观察[J].上海针灸杂志,2009,28(6):350.
A99	潘华,李守然,尚晓宇,等.针灸辨证取穴治疗失眠192例临床疗效观察[J].四川中医,2004,22(9):93-94.
A100	陈晓鸥.针药结合治疗失眠50例临床观察[J].天津中医学院学报,2003,22(4):30-31.
A101	JIANG Y.Observation on therapeutic effects of acupuncture treatment for insomnia[J].J Acupunct Tuina Sci,2010,8(1):26-28.
A102	王淑珍,袁征,阎英杰.腹针结合体针治疗失眠52例临床观察[J].江苏中医药,2011,43(12):69.
A103	吴秀清,钟志聪,周敏,等.耳穴贴压法干预维持性血液透析患者睡眠障碍的疗效[J].中国老年学杂志,2013,33(1):24-26.
A104	庄保云.用穴位按摩法治疗肝郁化火型失眠32例的临床体会[J].求医问药,2013,11(3):256-257.
A105	SPENCE D W,KAYUMOV L,CHEN A,et al.Acupuncture increases nocturnal melatonin secretion and reduces insomnia and anxiety:a preliminary report[J].J Neuropsychiatry Clin Neurosci,2004,16(1):19-28.
A106	李宁.针刺调心安神法治疗失眠临床观察[J].陕西中医学院学报,2014,37(2):30-32.
A107	韦彬,滕冬梅.针刺配合药物穴位注射治疗失眠症60例[J].实用中医药杂志,2013,29(2):103.
A108	艾欣,桂伟,吴松.董氏奇穴治疗失眠的临床观察[J].湖北中医杂志,2013,35(8):27-28.
A109	饶海.老年失眠患者的非药物性针灸治疗[J].中国医药指南,2013,11(19):612-613.
A110	马福英,李田芸,职璞,等.针刺治疗心脾两虚型失眠30例疗效观察[J].云南中医中药杂志,2013,34(7):47-48.
A111	许冬梅,邱桂春.针刺治疗失眠症疗效分析[J].辽宁中医药大学学报,2013,15(2):185-186.

续表

编码	参考文献
A112	刘九环.针刺治疗60例失眠患者的疗效观察[J].中国医药指南,2013,11(26):241-242.
A113	王娟娟,赵昌谋.调补心肾针刺法治疗老年性失眠症临床观察[J].新中医,2013,45(3):139-141.
A114	赵立勤.针灸治疗失眠的临床疗效观察[J].中国医药指南,2012,10(13):270-271.
A115	程立红,闵友江,张翠翠,等.调奇经通八脉针刺法治疗失眠46例[J].实用中西医结合临床,2012,12(1):24-25.
A116	黎启娇.针刺治疗失眠56例[J].四川中医,2012,30(5):118-119.
A117	叶虹.针灸治疗老年性失眠的临床观察[J].中国中医药现代远程教育,2012,10(5):36.
A118	李非铭.针刺四关穴治疗失眠临床观察[J].中国民族民间医药杂志,2012,21(14):124.
A119	姜翠花,蔡钢,巩平,等.补肾宁心针刺法治疗失眠的临床研究[J].中外医学研究,2012,10(8):70-71.
A120	孔红兵,燕炼钢,汪瑛,等.针灸治疗失眠症52例临床观察[J].中医药临床杂志,2011,23(12):1040-1041.
A121	赵银龙.通督安神针法治疗失眠症疗效观察[J].中国中医药咨讯,2011,3(22):494.
A122	沈维娜.针刺治疗肝郁火旺型失眠30例临床观察[J].中国医药导刊,2010,12(6):1088,1094.
A123	韩洪静.针刺治疗失眠39例临床观察[J].中国实用医药,2010,5(10):231-232.
A124	赵富花,丁勇,张荣.针刺治疗失眠68例疗效观察[J].中外医学研究,2010,8(18):73.
A125	汪洋.镇静六穴治疗失眠30例分析[J].中医临床研究,2010,2(8):61,63.
A126	韩纪琴,董虹凌.针灸治疗心脾两虚型失眠症30例疗效观察[J].山西中医学院学报,2010,11(5):36-37.
A127	董建萍,杨杨.针灸治疗失眠症52例临床观察[J].黑龙江中医药,2010(2):42-43.
A128	张蕊,刘瑜,贾伟,等.针灸治疗失眠55例[J].陕西中医,2010,31(10):1384-1385.

续表

编码	参考文献
A129	韩西荣,吴晨燕,杨改琴.醒脑安神针法治疗失眠85例[J].陕西中医,2010,31(8):1055-1056.
A130	何方勇.针刺治疗失眠50例临床观察[J].浙江中医杂志,2010,45(11):797.
A131	李权英.三阴交配合神门穴加减治疗失眠40例[J].长春中医药大学学报,2009,25(4):550.
A132	严兴科.镇静安神针法治疗失眠的临床观察[J].时珍国医国药,2009,20(8):2004-2005.
A133	何育风,黄锦军,赖耀铭,等.推拿手法治疗失眠49例临床观察[J].江苏中医药,2009(6):49.
A134	李开洲.针刺治疗失眠症120例[J].内蒙古中医药,2009(12):44-45.
A135	王洁,周慧君.针刺治疗原发性失眠42例疗效观察[J].长春中医药大学学报,2009,25(3):387-388.
A136	张永乐,刘公望,于越.安神解郁针法治疗失眠症临床观察[J].上海中医药杂志,2009,43(7):24-25.
A137	曹宏梅,金哲峰,陆小左.扶正安神通任针法治疗失眠症60例疗效观察[J].吉林中医药,2008,28(1):45.
A138	张璞璘,赵欣纪,高希言.针刺四神聪治疗失眠症60例疗效观察[J].河南中医,2006,26(1):40-41.
A139	李知垠.针刺治疗失眠51例[J].中国民间疗法,2006,14(2):16-17.
A140	冯国湘,蒋谷芬.针灸治疗失眠症65例疗效观察[J].中国中医药信息杂志,2004,11(4):350-351.
A141	叶珍燕.针刺配合耳穴贴压治疗失眠52例[J].实用中医药杂志,2012,28(3):199.
A142	彭华容,张兴荣.针刺五脏俞配合耳穴贴压治疗失眠的疗效观察[J].内蒙古中医药,2011,30(10):34-35.
A143	邱飞,王慧.针灸中髎穴对失眠症患者睡眠质量的影响[J].湖南中医杂志,2013,29(11):75-77.
A144	邹铁刚.针刺镇静6个穴为主治疗失眠症60例[J].辽宁中医药大学学报,2008,10(9):118-119.
A145	ZHANG Y Y,LIU L Y,MA C.Clinical Observation on acupuncture therapy for insomnia[J].J Acupunct Tuina Sci,2010,8(1):20-22.

续表

编码	参考文献
A146	邵登衡,杨志华周秋利.针刺电针法治疗失眠 36 例[J].按摩与康复医学,2013,4(1):70-71.
A147	阮经文.针灸治疗药物依赖型失眠患者的疗效分析[J].中国康复医学杂志,2002,17(3):167-168.
A148	WU Y,ZOU C,LIU X,et al.Auricular acupressure helps improve sleep quality for severe insomnia in maintenance hemodialysis patients:a pilot study[J].J Altern Complement Med,2014,20(5):356-363.
A149	ZHANG J T,WANG Y.Clinical observation on treatment of 61 cases of insomnia with auricular plaster therapy[J].World J Acupunct Moxibustion,2003,13(2):58-59.
A150	冯豪.五神分型耳穴贴压治疗失眠 36 例[J].浙江中医杂志,2013,48(10):751.
A151	张楚惠,张爱芳,廖光荣,等.耳穴压豆法治疗失眠症的护理研究[J].内蒙古中医药.2013,32(13):163-164.
A152	祁佩云.耳穴压豆治疗失眠 50 例临床观察[J].光明中医,2012,27(9):1822-1823.
A153	李华.耳穴压丸法辨证治疗原发性失眠 37 例[J].广西中医学院学报,2012,15(2):6-7.
无 A154	李玉娇.耳穴压豆治疗心脾两虚型不寐 30 例[J].按摩与康复医学,2012,3(32):354-355.
A155	汤明双,逯建存.耳穴贴压治疗失眠症 240 例疗效观察[J].甘肃中医学院学报,2012,29(6):60-61.
A156	杨立,高荣芳,高毅星.耳穴压豆法治疗失眠 88 例[J].按摩与康复医学,2011,2(18):74.
A157	王海霞.耳穴压豆治疗脑卒中患者失眠 90 例临床观察[J].中医药临床杂志,2011,23(12):1072-1073.
A158	程梅,王丽娟,王尔娟.耳穴压豆治疗失眠临床观察[J].中医药临床杂志,2011,23(12):1039.
A159	吴仁定,林凌峰.耳穴贴压治疗失眠症 56 例[J].福建中医药,2009,40(4):38.
A160	张玲,张英,黄小妹,等.耳穴治疗维持性血液透析患者失眠 35 例[J].中国中西医结合肾病杂志,2007,8(12):720-721.
A161	田菁,赵敬东.耳穴压豆治疗不寐 90 例临床观察[J].针灸临床杂志,2006,22(10):22.

续表

编码	参考文献
A162	SUEN L K,WONG T K,LEUNG A W,et al.The long-term effects of auricular therapy using magnetic pearls on elderly with insomnia［J］.Complement Ther Med,2003,11(2):85-92.
A163	李岩,施黎敏.耳穴压豆配合指压四关穴治疗顽固性失眠120例临床观察［J］.中国实用医药,2014,9(6):235-236.
A164	何素芬.耳穴治疗失眠42例［J］.按摩与康复医学,2012,3(9):208-209.
A165	李育红,李绍芬.电针治疗失眠52例［J］.内蒙古中医药,2011,30(22):37.
A166	依巴代提,再努尔.电针配合耳穴治疗失眠症200例［J］.中国民族民间医药杂志,2011,20(15):105.
A167	ZHANG XL,XING YL.Clinical observation of electro-spoon needle for insomnia［J］.J Acupunct Tuina Sci,2010,8(1):32-34.
A168	ZHANG X,WANG XQ.Clinical observation on 78 cases of insomnia from uganda treated by scalp acupuncture［J］.World J Acupunct Moxibustion,2014,24(1):63-64,67.
O1	卫明,曹仁发,顾非,等.内功一指禅推拿治疗失眠症疗效观察［J］.上海中医药杂志,2013,5:60-61.
O2	赵铎,张媛媛,朱立国.通脉调神手法干预心理生理性失眠与血中5-羟色胺的相关性研究［J］.浙江中医药大学学报,2013,7:909-913.
O3	周静.一指禅"引阳入阴"推拿法治疗失眠症60例［J］.天津中医药,2007,24(2):120-121.
O4	金晓彬,项玉林.正骨手法治疗颈性失眠95例-附思诺思片治疗95例对照［J］.浙江中医杂志,2005,40(10):446-447.
O5	李巧林,赵明华,彭慧渊.头部五经叩刺法治疗原发性失眠疗效观察［J］.上海针灸杂志,2012,31(8):572-573.
O6	王成伟,康杰,周建伟,等.滚针对非器质性慢性失眠症患者生活质量的影响:随机对照研究［J］.中国针灸,2006,26(7):461-465. 黄莉莎,王丹琳,王成伟,等.滚针治疗非器质性慢性失眠症患者90例临床研究［J］.中医杂志,2007,48(4):331-334.
O7	郑修丽,肖国民.脏腑背俞排罐疗法结合西药治疗失眠症临床研究［J］.四川中医,2012,30(10):138-139.
O8	李真,赵俐黎,王庆波,滕迎春等.太极阴阳罐法干预失眠性亚健康36例［J］.中医杂志,2009(10):912.

续表

编码	参考文献
O9	柳汉杰,张欣.抓痧调神法推拿治疗老年性失眠的 PSQI 指数及疗效观察[J].按摩与康复医学,2010,1(33):47-48.
O10	徐振友,张欣.督脉与足太阳膀胱经抓痧法治疗失眠症 23 例临床观察[J].环球中医药,2009,2(2):108-109.
O11	陈全利.头部推拿结合脏腑辨证治疗失眠症 37 例[J].遵义医学院学报,2009,32(4):373-375.
O12	贾超,林敏,张静.点穴疗法治疗更年期综合征失眠症 56 例临床观察[J].辽宁中医杂志,2010(1):147-148.
O13	尚坤,杨启光,王德友,等.药膳猪心茯神汤治疗心脾两虚型失眠症临床研究[J].长春中医药大学学报,2012,28(2):213-214.
O14	查伟,顾晓瑜.中医药膳治疗失眠 36 例[J].广西中医药,2010,33(2):46-47.
C1	陈建权,李娜,温会新,等.通利三焦针法联合血府逐瘀汤治疗失眠 67 例临床观察[J].河北中医,2014,36(4):324-325.
C2	郭金颖.血府逐瘀汤合腹针治疗中风后失眠 30 例[J].浙江中医杂志,2013,48(9):650.
C3	梁丽俊,于白莉.疏肝清胆法治疗青年焦虑型失眠的临床分析[J].光明中医,2013,28(4):676-677.
C4	韩冬梅,韩媛媛.安神定志丸配合针灸治疗老年气虚痰浊型失眠疗效观察[J].陕西中医,2013,33(12):1631-1632.
C5	徐志驰,赖铁峰,曾盼坚.黄连温胆汤联合针刺治疗痰热内扰型失眠随机平行对照研究[J].实用中医内科杂志,2013,27(7):146-147.
C6	杨会敏.辨证分型中药口服联合针灸治疗慢性失眠随机平行对照研究[J].实用中医内科杂志,2013,27(23):76-77.
C7	马丽,张恩旭.针刺中药协同治疗失眠 30 例[J].中国中医药现代远程教育,2012,10(5):40-41.
C8	张金培,徐冰,张慧.中药联合针刺治疗老年性失眠疗效观察[J].辽宁中医药大学学报,2012,14(12):76-77.
C9	何洪洲,邹小凤,冯淑兰.候气针灸法结合中药治疗阴虚火旺型不寐 80 例临床观察[J].新中医,2012,44(10):91-92.
C10	张俊,贾秀丽,闫学辉.养心氏片配合针刺治疗冠心病失眠 40 例疗效观察[J].世界中医药,2011,6(6):504-505.
C11	陈兰亭.三七粉联合针刺治疗气虚血瘀型失眠症 100 例临床观察[J].山东医药,2009,49(29):98-99.

续表

编码	参考文献
C12	马丽,卢艳春.针刺中药结合治疗失眠的临床研究[J].中国民族民间医药,2009(3):124.
C13	吕翠岩,丁舟.中西医结合治疗顽固性不寐40例[J].北京中医,2007,26(12):793-794.
C14	袁静.针药结合治疗失眠症95例疗效观察[J].四川中医,2006,24(6):107-108.
C15	陈霞,涂豫建.针刺中药联合治疗在围绝经期失眠症中的临床研究[J].当代医学,2009,15(6):147-149.
C16	张建安,何英.心神宁片加针刺治疗老年失眠症40例效果观察[J].社区医学杂志,2013,11(1):30-31.
C17	曹森林.补脑安神丸合并耳穴压豆法治疗顽固失眠36例疗效观察[J].中西医结合研究,2013,5(2):87-88.
C18	朱永清,张晓睿.血府逐瘀汤结合耳穴压豆治疗失眠临床疗效观察[J].中医临床研究,2013,5(12):84-85.
C19	王洁,吴曙辉,张浩,等.舒眠胶囊联合耳穴贴压治疗失眠40例[J].湖南中医杂志,2013,29(3):34-35.
C20	李鸿霞.加味酸枣仁汤配合耳穴贴压治疗老年顽固性失眠51例[J].国际中医中药杂志,2012,34(4):344-345.
C21	李艳,李杰.中医辨证论治结合耳穴埋豆治疗老年失眠疗效观察[J].中国中医基础医学杂志,2012,18(10):1126-1127.
C22	洪敏,姜薇,王秀昆.中药并耳穴贴压治疗失眠疗效观察[J].中医临床研究,2012,4(11):3-5.
C23	褚爱华.黄连阿胶汤加减辅以耳穴贴敷治疗卒中后失眠症84例临床观察研究[J].中医临床研究,2012,4(7):70-71.
C24	郑俊莹.耳穴压贴联合自拟舒眠宁心汤治疗失眠对照临床观察[J].实用中医内科杂志,2012,26(4):75,77-78.
C25	罗树梅,孙赵峰.安神汤配合耳穴敷贴治疗失眠症60例[J].光明中医,2011,26(7):1415-1416.
C26	孟胜喜.中药解郁丸联合耳穴贴压治疗失眠症的临床研究[J].中国基层医药,2010,17(2):200-201.
C27	赵晓红.安神汤配合耳穴贴压治疗失眠78例临床观察[J].山西中医,2010,26(7):19-20.

编码	参考文献
C28	刘国力.七叶神安片、针灸联合阿普唑仑治疗睡眠障碍随机平行对照研究[J].实用中医内科杂志,2013,27(13):12-13.
C29	李筱媛,尹爱兵.电针联合推拿治疗卒中后睡眠障碍32例临床观察[J].河北中医,2014,36(1):91-92.
C30	荆红存.针刺背腧穴联合推拿膀胱经治疗心脾两虚型失眠46例临床观察[J].江苏中医药,2014,46(4):64-65.
C31	王东岩,王俊涛,董旭.针刺配合推拿对失眠患者睡眠质量改善程度的临床观察[J].针灸临床杂志,2013,29(8):5-7.
C32	杨金华,金仲品.针刺推拿治疗失眠症106例的临床对比研究[J].中国中医药咨讯,2012,4(1):69-70.
C33	马树田.针刺结合推拿治疗失眠症的临床观察[J].医学信息,2011,24(9):4970-4971.
C34	沈正方.针刺结合推拿治疗失眠临床观察[J].按摩与康复医学,2010,1(31):12-13.
C35	阮志忠,陆瑾,李静.针刺配合拿、捏风池穴治疗失眠症36例[J].针灸临床杂志,2010,26(2):19-20.
C36	黄锦军,雷龙鸣,粟胜勇,等.推拿为主配合"五心"针刺治疗慢性失眠的临床研究[J].辽宁中医药大学学报,2009,11(4):171-172.
C37	任志强.针刺结合捏脊治疗失眠症的临床研究[J].世界最新医学信息文摘,2012,12(5):122-123.
C38	翟雅香,霍瑞霞,凌飞.中药药酒负离子蒸汽足浴联合足底按摩治疗失眠随机平行对照研究[J].实用中医内科杂志.2013,27(2):31-33.
C39	祁佩云.中药足浴熏洗治疗失眠症病人的观察及护理[J].全科护理,2012,10(10):899-900.
C40	章萍,刘金妹.中药足浴按摩改善老年患者睡眠质量研究[J].护理学杂志,2008,23(3):4-6.
C41	陈红卫.中药足浴按摩对手术前患者睡眠质量的研究[J].右江医学,2008,36(6):676-677.
C42	潘懿旻.中药泡足结合穴位按摩法治疗矽肺失眠症[J].现代中西医结合杂志,2008,17(24):3801-3802.
C43	郭清,华宇,王海琴,等.电针配合走罐治疗失眠症疗效观察[J].上海针灸杂志,2012,31(12):867-868.

续表

编码	参考文献
C44	许世波,刘延祥,李西忠,等.针刺结合走罐治疗失眠30例疗效观察[J].山西中医,2012,28(7):29.
C45	郑威平,旷道玉.针刺结合火罐治疗失眠症40例临床观察[J].按摩与康复医学.2012,3(30):205.
C46	吕颖.针罐并用治疗脑卒中后睡眠障碍的临床研究[D].成都:成都中医药大学硕士学位论文,2011.
C47	张晓东,任丽平.五脏俞梅花针叩刺拔罐治疗失眠症的疗效分析[J].中国误诊学杂志,2009,9(13):3087.
C48	崔素芝,任丽辉.针药罐结合治疗失眠症临床观察[J].针灸临床杂志,2007,23(9):14-15.
C49	李安洪,赵琴,王琼.电针耳针结合中药三联疗法治疗失眠的疗效观察[J].四川中医,2013,31(9):137-139.
C50	陈妙,王渝,张涛.中医综合疗法治疗失眠60例疗效观察[J].内蒙古中医药,2010,29(6):5-6.
C51	王秦豫,马玲,刘扬.中药药枕结合穴位按摩施护改善焦虑患者睡眠障碍的护理观察[J].新疆中医药,2013,31(5):93-94.
C52	杨斌,陈阳,黄琰.安神敷脐方结合神阙穴按摩治疗心肾不交之失眠90例疗效观察[J].海峡药学,2012,24(10):128-130.
C53	唐娟.酸枣仁汤加涌泉穴按摩治疗更年期失眠的疗效观察及护理[J].中国临床护理,2014,6(1):54-56.
C54	贺倩,王瑞雯,陈丽霞.阴平阳秘经络调理法治疗原发性失眠30例临床观察[J].山东中医杂志,2011,30(9):643-645.
C55	张艳梅,王祥生.中医情志护理配合浴足治疗失眠症疗效观察[J].中国中医药现代远程教育,2014,12(1):110-112.
C56	兴红,张德智.中医治疗神经内科失眠患者的疗效观察[J].吉林医学,2013,34(27):5627.
C57	毕守红.中药足浴配合足底按摩治疗失眠的疗效观察与护理[J].护理研究,2011(5):1376-1377.
C58	骆乐,寿依群,陈文君.中药熏蒸加针刺治疗失眠症的临床观察[J].上海针灸杂志,2006,25(2):19-20.
C59	李建萍,张慧,何培达.耳穴贴压配合背部膀胱经排罐治疗慢性失眠疗效观察[J].上海针灸杂志,2011,30(4):230-232.

续表

编码	参考文献
C60	岳宝安,毕宇峰.针刺五心穴治疗顽固性失眠 30 例[J].陕西中医,2009,30(8):1045-1046.
C61	白明.中西医结合治疗睡眠障碍综合征临床研究[J].中医学报,2013,28(10):1564-1565.
C62	江浩.推拿手法配合中药治疗老年脑卒中后失眠 89 例疗效观察[J].云南中医中药杂志,2004,25(4):26-27.
C63	孙梁,张根明.中医综合辨治法治疗心脾两虚型失眠的临床研究[J].北京中医药大学学报:中医临床版,2013,20(3):21-23.
C64	史淑芹.中医综合辨识治疗心脾两虚型失眠 56 例临床观察[J].亚太传统医药,2013,9(12):120-121.
C65	廖若夷,张月娟.老年失眠症患者的中医特色护理研究.中外医疗,2012,31(35):171-172.

备注:H 代表中药的研究,A 代表针灸相关疗法的研究,O 代表除中药与针灸以外的其他中医疗法,C 代表中医综合疗法即两种或两种以上中医疗法联用。

附录 2　本书常用名词术语

术语	缩略词	定义	参考
95% 可信区间	95% CI	按一定的概率或可信度(1-α)用一个区间来估计总体参数所在的范围,该范围通常称为参数的可信区间或者置信区间(confidence interval,CI),预先给定的概率(1-α)称为可信度或者置信度(confidence level),常取 95%	http://handbook.cochrane.org/
针刺	-	将针刺入人或动物体内,以此为治疗目的或方法	《WHO 西太平洋地区传统医学名词术语国际标准》
补充医学文献数据库	AMED	最初由英国图书馆医学信息中心(MIC)于 1985 年研制	-

术语	缩略词	定义	参考
阿森斯失眠量表	AIS	用于评估睡眠障碍患者失眠情况的量表	SOLDATOS C R, DIKEOS D G, PAPA-RRIGOPOULOS T J.Athens insomnia scale：validation of an instrument based on ICD-10 criteria［J］.J Psychosom Res,2000, 48（6）：555-560.
澳大利亚-新西兰试验注册中心	ANZCTR	临床试验注册平台	http：//www.anzctr.org.au/
苯二氮䓬类	BZD	与 GABA 受体结合的镇静催眠药,包括地西泮和阿普唑仑	-
中国知网	CNKI	中文文献数据库	http：//www.cnki.net
中国生物医学文献数据库	CBM	中国生物医学文献数据库是由中国医学科学院医学信息研究所于 1994 年研制开发的综合性中文医学文献数据库,它收录 1978 年以来 1 600 余种中国生物医学期刊,以及汇编、会议论文的文献记录,总计超过 400 万条记录,年增长量超过 35 万条	https：//cbmwww.imicams.ac.cn
中国精神障碍分类与诊断标准	CCMD-3	CCMD-3 中华医学会精神科分会编写的,用于诊断失眠等精神障碍的指导手册	中华医学会精神科分会.CCMD-3 中国精神障碍分类与诊断标准［M］.济南：山东科学技术出版社,2011.
中国临床试验注册中心	ChiCTR	-	http：//www.chictr.org.cn/
中草药	CHM	中草药是中医预防治疗疾病所使用的独特药物,也是中医区别于其他医学的重要标志	-
中药	CM	中药是以中国传统医药理论指导采集、炮制、制剂,说明作用机制,指导临床应用的药物的统称	

续表

术语	缩略词	定义	参考
维普中文期刊服务平台	CQVIP	中文文献数据库	http://www.cqvip.com
ClinicalTrials.gov	-	临床文献数据库试验注册	https://clinicaltrials.gov/
Cochrane 对照试验中心注册库	CENTRAL	提供大量随机对照试验报告的文献数据库	http://community.cochrane.org/editorial-and-publishing-policy-resource/cochrane-central-register-controlled-trials-central
失眠的认知行为治疗	CBT-I	用心理疗法使失眠患者养成健康的习惯和获得新技能,改善睡眠。其内容包括刺激控制治疗,睡眠卫生宣教,睡眠限制治疗,睡眠计划和睡眠认知治疗	-
中医综合疗法	-	两种或多种中医疗法如中药、针灸或其他疗法的联合使用	-
濒危野生动植物种国际贸易公约	CITES	指为了确保野生动植物种在国际贸易上不会濒危而在美国华盛顿签订的国际协议	https://www.cites.org/eng/disc/text.php
护理与联合卫生文献累计索引	CINAHL	英文文献数据库	https://www.ebscohost.com/nursing/about
拔罐	-	将真空罐吸附于病患处或经穴处的体表,以治疗疾病的方法	《WHO 西太平洋地区传统医学名词术语国际标准》
《精神障碍诊断与统计手册》	DSM	由美国精神病学协会编写的用于诊断包括失眠在内的精神障碍的指导手册	《精神障碍诊断与统计手册(第 5 版)》(DSM-5)
效应量	-	估计研究治疗效果的通用术语	http://handbook.cochrane.org/
有效率	-	衡量受试者改善程度的数值,通常在临床证据的概述部分列出	-

续表

术语	缩略词	定义	参考
电针	-	在刺入体内的针上加电	《WHO 西太平洋地区传统医学名词术语国际标准》
脑电图	EEG	一种可以记录大脑所发生的各种电活动的设备,其可以出现一系列脑电波如 α,β,δ 和 θ 波,可用于监测睡眠障碍	-
Epworth 嗜睡量表	ESS	用于评价白天嗜睡情况的量表	JOHNS MW.A new method for measuring daytime sleepiness: the Epworth sleepiness scale [J].Sleep,1991,14:540-545.
欧盟临床试验注册中心	EU-CTR	临床试验注册平台	https://www.clinical-trialsregister.eu/
《医学文摘》	Embase	生物医学与药理学英文文献数据库	http://www.elsevier.com/solutions/embase
γ- 氨基丁酸	GABA	一种抑制中枢神经系统神经冲动传递的氨基酸	-
证据推荐分级的评价、制定与评估	GRADE	评价证据质量等级和推荐强度的方法	http://www.gradeworkinggroup.org/
《中药新药临床研究指导原则》	新药指南	是指导临床试验中中药有效率的指南	中华人民共和国卫生部.中药新药临床研究指导原则[M].北京:人民卫生出版社,1993.
汉密尔顿焦虑量表	HAMA	评估焦虑严重程度的量表	HAMILTON M.The assessment of anxiety states by rating [J].Br J Med Psychol,1959,32:50-55.

续表

术语	缩略词	定义	参考
汉密顿抑郁量表	HAMD	评估抑郁严重程度的量表	HAMILTON MA.A Rating scale for depression [J].J Neurol Neurosurg Psychiat,1960,23：56-61.
健康相关生活质量	HRQoL	指疾病对患者健康状态和/或生活质量的影响,是医疗常用的一种概念或评价方法	-
异质性	-	1.一般用以描述研究的受试者、干预措施和结局指标变异的多样性或研究间任何种类的变异 2.特别用于描述不同研究所评估的干预效应的多样性。也用于表明研究间的差异仅由随机误差所致	http://handbook.cochrane.org/
同质性	-	1.一般用以描述所研究的受试者、干预措施和结局指标变异的一致性 2.特别用于描述不同研究所评估的干预效应的多样性。也用于表明研究间的差异非随机误差所致	http://handbook.cochrane.org/
I^2	-	一种衡量研究异质性的方法,在 Meta 分析中以方差百分比表示	http://handbook.cochrane.org/
失眠严重指数量表	ISI	用于评估失眠的严重程度的量表,包括睡眠状态及白天活动情况	BASTIEN CH,VALLI-ERES A,MORIN CM.Validation of the insomnia severity index as an outcome measure for insomnia research [J].Sleep Med,2001,2：297-307.
中西医结合	IM	将传统的中医中药知识和方法与西医西药的知识和方法结合	-
国际睡眠障碍分类	ICSD	诊断睡眠障碍的临床指导手册	美国睡眠医学学会.国际睡眠障碍分类[M].3版.北京：人民卫生出版社,2014.

术语	缩略词	定义	参考
国际疾病分类	ICD	用于流行病学、健康管理和临床诊断的工具	疾病和有关健康问题的国际统计分类（ICD-10）
均差	MD	Meta 分析中,在每组均数、标准差和样本量已知的情况下,用来合并连续性数据测量结果的一种方法。根据效果估计的精确度决定赋予每个研究均差的权重（例如每一个研究对 Meta 分析的总体结果带来多少影响）。在统计软件 Revman 和 Cochrane 系统评价数据库中,权重等于方差的倒数。此方法假定所有临床试验的结果使用同样的标尺	http://handbook. cochrane.org/
Meta 分析	-	在一个系统评价中,应用统计学方法对所有相关研究进行整合。有时被误用为系统评价的同义词。系统评价通常包括 Meta 分析	-
艾灸	-	用点燃的艾绒物熏烤人体的穴位或一定部位,通过调节经络和脏腑功能来治疗疾病的一种方法	《WHO 西太平洋地区传统医学名词术语国际标准》
非苯二氮䓬类	non-BZD	用于治疗失眠的镇静催眠药,通常被称为"z 药",包括佐匹克隆、唑吡坦、扎来普隆等,其化学结构有异于苯二氮䓬类,但它们对 GABA 受体具有相似的作用	-
无对照研究	-	对个体接受干预措施前后的观察,无对照组	http://handbook.cochrane. org/
非随机对照试验	CCT	用非随机的方法将受试者分配到不同干预组的试验研究	http://handbook.cochrane. org/
其他中医疗法	-	其他中医疗法包括除中药和针灸疗法外的所有中医传统疗法,如太极、气功、推拿、拔罐等	-

续表

术语	缩略词	定义	参考
匹兹堡睡眠质量指数量表	PSQI	用于评估睡眠质量的量表	BUYSSE D J,REYN-OLDS C F,MONK T H,et al.The Pittsburgh sleep quality index：a new instrument for psychiatric practice and research［J］.J Psychiatr Res,1989,28（2）：193-213.
多导睡眠图	PSG	用于监测睡眠状态下各类信号的设备	-
PubMed	PubMed	英文文献数据库	http：//www.ncbi.nlm.nih.gov/pubmed
气功	-	一种中国传统的养生保健方法,包括呼吸、身体活动和意识的调整	-
随机对照试验	RCT	用随机的方法将受试者分配到不同干预组的试验研究	
快速眼动睡眠	REM sleep	与非快速眼动睡眠相对而言,是指睡眠过程中出现眼球快速跳动的现象,做梦都是出现在这一时期	
偏倚风险	-	因为研究的设计和报告存在偏倚,在评价时对临床试验结果的评价高于或低于真实值	http：//handbook.cochrane.org/
相对危险度	RR	两组之间的相对危险度。在干预性研究中,它是试验组某事件的发生率与对照组某事件的发生率之比。当 RR=1 时,表示两组之间的发生率相同。当 RR<1 时表示干预措施可以减少某事件的发生率	http：//handbook.cochrane.org/
滚针	-	是在皮肤针的基础上改造而成的一种针,以此为治疗目的或方法	《WHO 西太平洋地区传统医学名词术语国际标准》
睡眠状况自评量表	SRSS	用于评估睡眠的量表	李建明.睡眠状况自评量表（SRSS）简介［J］.中国健康心理学杂志,2012,20(12):1851.

术语	缩略词	定义	参考
简明健康状况量表	SF-36	用于评估患者的健康状况和生活质量的量表	WARE J E,SHERBOURNE C D.The MOS 36-item short-form health survey（SF-36）:I.conceptual framework and item selection［J］.Medical Care,1992,30（6）:473-483.
睡眠障碍评定量表	SDRS	用于评估患者睡眠障碍的量表	肖卫东,刘平,马弘等.睡眠障碍评定量表的信度和效度分析［J］.中国心理卫生杂志,2007,21（1）:40-4151.
中医病证诊断疗效标准	CM Standards	是指导中药在临床试验中的有效率的指南	国家中医药管理局.中医病症诊断疗效标准［S］.南京:南京大学出版社,1995.
结果总结	SoF	呈现 GRADE 证据质量评价结果的方式	http://www.gradeworkinggroup.org/
太极	-	一种配合呼吸调节的中国传统拳术	-
推拿	-	指擦、揉捏或拍打软组织和用手揉捏身体关节部位。通常是一对一进行,可缓解紧张和减轻疼痛。	《WHO 西太平洋地区传统医学名词术语国际标准》
万方数据库	Wanfang	中文文献数据库	http://www.wanfangdata.com
世界卫生组织	WHO	是联合国下属的一个专门机构,指导和协调国际卫生工作。它负责领导全球卫生事务,拟定健康研究议程,制定规范和标准,阐明以证据为基础的政策方案,向各国提供技术支持,以及监测和评估卫生趋势	http://www.who.int/about/en/

续表

术语	缩略词	定义	参考
世界卫生组织生活质量测定简表	WHOQOL-BREF	用于评估患者的健康状况和生活质量的量表	THE WHOQOL GROUP.Development of the world health organization WHOQOL-BREF quality of life assessment［J］.Psychol Med,1998,28（3）:551-558.
《中华医典》	ZHYD	《中华医典》是由湖南电子音像出版社发行的一套光盘版大型中医电子丛书,包含了一千余本新中国成立前的历代主要中医古籍	裘沛然编辑.中华医典［中医电子丛书］.5版.长沙:湖南电子音像出版社,2000.
《中医方剂大辞典》	FJDCD	《中医方剂大辞典》是由南京中医药大学出版社出版的中医古方集成书籍,其包含了自秦、汉,下迄现代的医方九万余首,1993 首次出版	-
Zung 氏焦虑自评量表	SAS	用于评估焦虑严重程度的量表	ZUNG W W K.A rating instrument for anxiety. Psychosomatics,1971, 12 :371-379.
Zung 氏抑郁自评量表	SDS	用于评估抑郁严重程度的量表	ZUNG W W K.A self-rating Depression Scale ［J］.Arch Gen Psychiatry, 1965,12 :63-70.

附录 3　课题组发表的相关论文

1. NI X, SHERGIS J L, GUO X, et al. Updated clinical evidence of Chinese herbal medicine for insomnia: a systematic review and meta-analysis of randomized controlled trials. Sleep Med, 2015, 16 (12): 1462-81.

2. SHERGIS J L, NI X, JACKSON M L, et al. A systematic review of acupuncture for sleep quality in people with insomnia. Complement Ther Med, 2016, 26: 11-20.

3. SHERGIS J L, NI X, SARRIS J, et al. Ziziphus spinosa seeds for insommia: a review of chemistry and psychopharmacology. Phytomedicine, 2017, 34: 38-43.

4. NI X, SHERGIS J, ZHANG T, et al. Chinese herbal medicine for insomnia: a systematic review of clinical evidence. Sleep Med, 2017, 40 (S1): e240-241.

5. NI X, SHERGIS J L, ZHANG A L, et al. Traditional use of Chinese herbal medicine for insomnia and priorities setting of future clinical research. J Altern Complement Med, 2019, 25 (1): 8-15.

方剂名称索引

中药名称索引

B

白芍　71, 75
白术　15, 24
柏子仁　16
半夏　17, 24

C

柴胡　14, 16, 71, 76
车前子　14
陈皮　14, 17, 24
赤芍　16
川芎　16, 24, 71, 74

D

大枣　14, 24
丹参　71, 74, 75
当归　14, 15, 16, 24, 71, 73, 74, 114
地黄　24

E

阿胶　15

F

茯苓　14, 15, 17, 24, 35, 65, 67, 71, 72, 73, 114
茯神　15, 24

G

甘草　14, 16, 17, 24, 35, 65, 67, 71, 76, 114

H

红花　16
黄连　14, 15, 16, 65
黄芪　15, 24
黄芩　14, 15, 16

J

鸡子黄　15
桔梗　16, 17

L

莱菔子　17
连翘　16, 17